7秒深蹲降血糖

血糖値がみるみる下がる！7秒スクワット～

日本糖尿病學會・日本內科學會
宇佐見啓治 醫師 著
林雯 譯

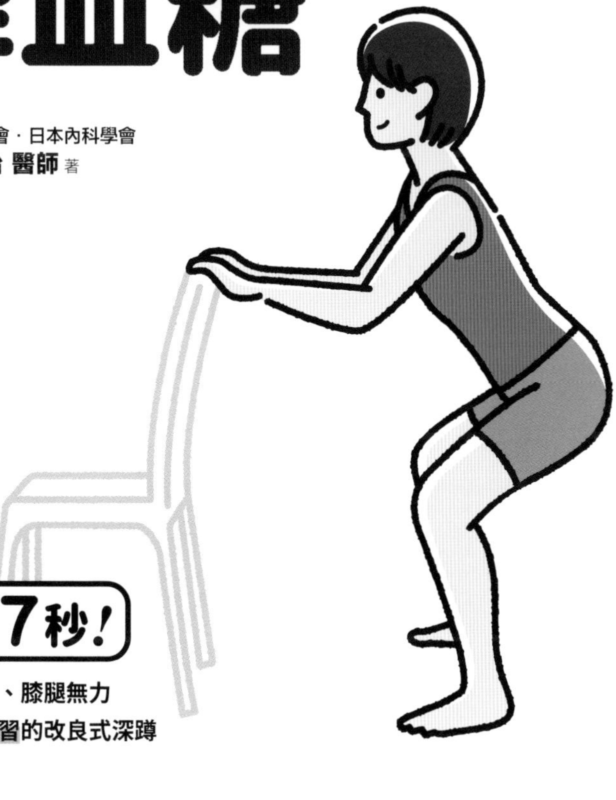

一次7秒！

高齡、過重、膝腿無力
也能無痛練習的改良式深蹲

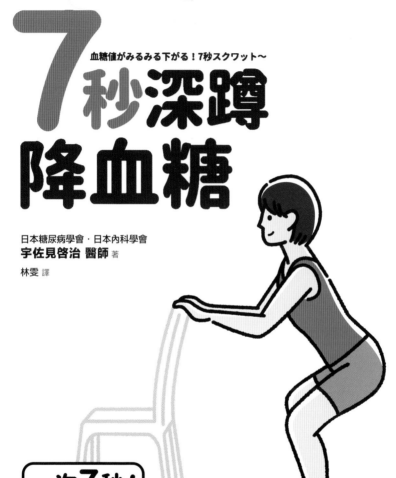

正在治療糖尿病的人，

擔心血糖數值高的人，

絕對不想得到糖尿病的人，

現在馬上就開始做

「7秒深蹲」吧！

日本糖尿病患者，
包含處於糖尿病前期的人在內，
共有２０００萬人。

目前仍在逐年增加中。
依據厚生勞動省
２０１７年的調查，
定期上醫院接受治療的
糖尿病患者，
約有３２９萬人。

到院治療的糖尿病患人口變遷

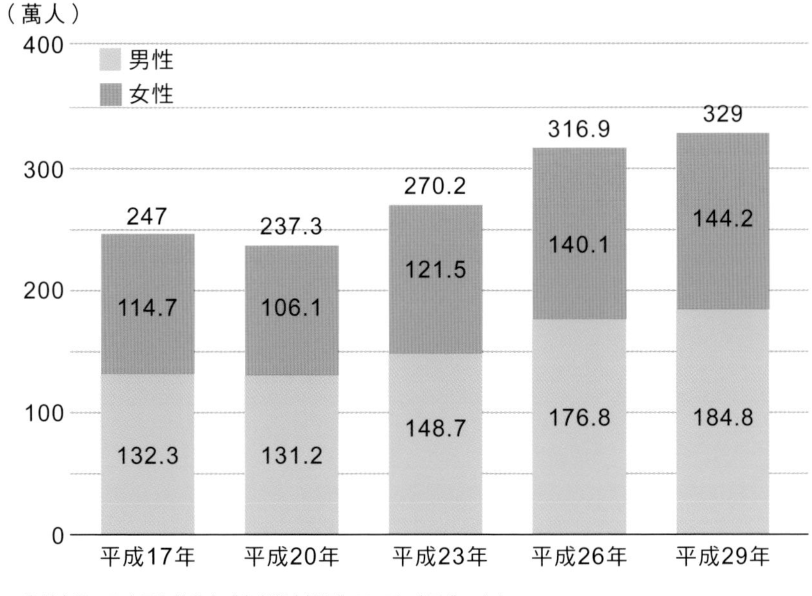

※資料來源：日本厚生勞動省《患者調查概況》2017年（平成29年）

糖尿病可怕的地方，

在於它是神不知鬼不覺地發生。

在糖尿病前期，幾乎感覺不到任何症狀。

一旦出現過度口渴、頻尿、

慢性疲勞、愈吃愈瘦等症狀時，通常已經很嚴重了。

如果放任不管，血管將會變得脆弱不堪，

還會引起神經、眼睛、腎臟等部位的併發症。

所謂的糖尿病，簡單來說，就是血液中葡萄糖異常增加的狀態。

主要原因是胰島素功能惡化，使葡萄糖無法進入身體各組織的細胞。

不過，針對健康人士與第二型糖尿病患者（約占糖尿病患的９５％）身體各部位的葡萄糖吸收率調查，發現了一個驚人的結果：

因為罹患糖尿病而使葡萄糖吸收率降低的部位，幾乎全都在**肌肉**。跟健康的人相比，糖尿病患者肌肉細胞的葡萄糖吸收率，只有**不到一半**。

當血液中的葡萄糖無法進入肌肉時，就會溢出。

健康人士與第二型糖尿病患者的
葡萄糖吸收率

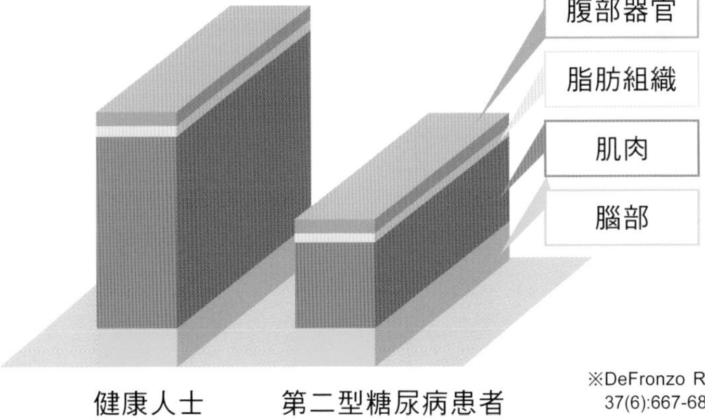

※DeFronzo RA:Diabetes 37(6):667-687,1988

糖尿病患者肌肉細胞的葡萄糖吸收率低，
可能是因肌肉活動機會少，
或是年紀增長、缺乏運動等因素，
而使肌肉量減少所造成的。
如果是肌肉量太少的問題，那麼，是不是只要鍛鍊肌肉，
就能讓血糖值變得穩定？
本書以這項假設為基礎，設計出「7秒深蹲」運動。
而且，「7秒深蹲」對於高齡或超重等
不擅長運動的人們來說，
也相當地簡單、安全。

鍛鍊肌肉的目標，是為了控制血糖值。
所以不需要練成魁梧壯碩的身材，
只要能使肌肉量維持在可有效運用、不持續流失的程度就可以了。
「7秒深蹲」有立竿見影的效果。
因為在運動後1小時，
胰島素即使不運作，人體仍會吸收葡萄糖。
就算胰島素的分泌減少，或者功能不佳，
血糖值仍會下降。
現在，我們就開始為您介紹什麼是「7秒深蹲」！

適合一般人的

標準版 7 秒深蹲

5 秒

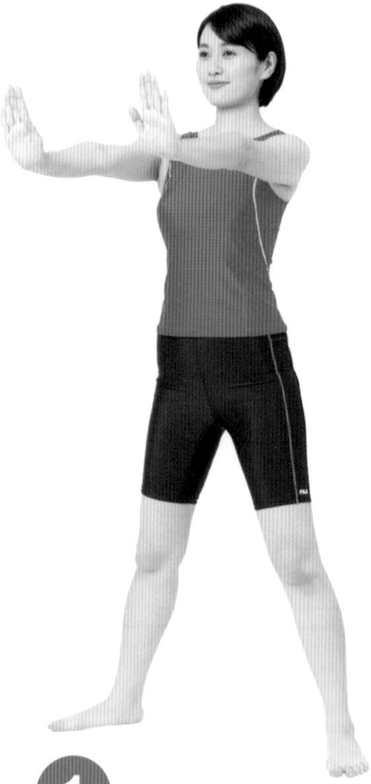

1

站立，雙臂向前伸直，雙腳距離比肩膀更寬。

※ 若無法順利做出動作，雙腳可以再打開一點。

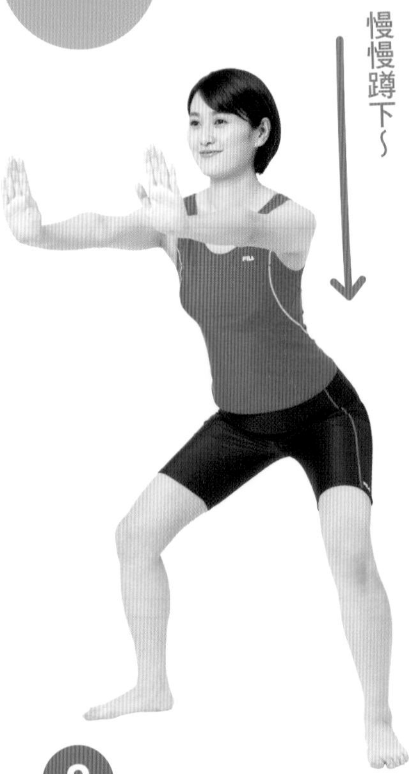

2

花 5 秒時間，慢慢往下蹲。

1天3組，1週2次

※ ①～④的動作以 10 次為 1 組。
做完 1 組之後，休息 30 秒～1 分鐘，再繼續做。

維持
2 秒

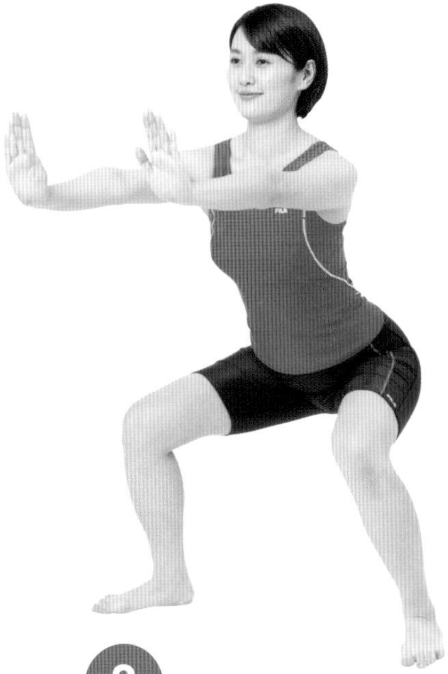

3

下蹲至大腿與地面平行的位置，維持暫停 2 秒。

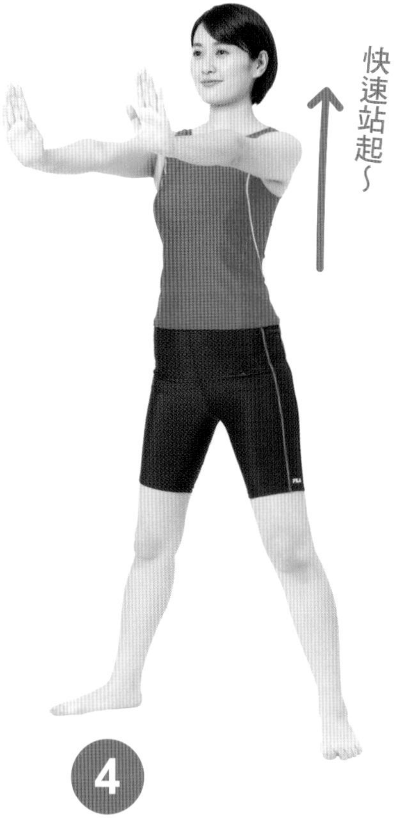

4

起身。起立前，注意不要將身體下壓反彈再起身。

※詳見36頁

適合腰腿無力者的

輔助版 7 秒深蹲

5 秒

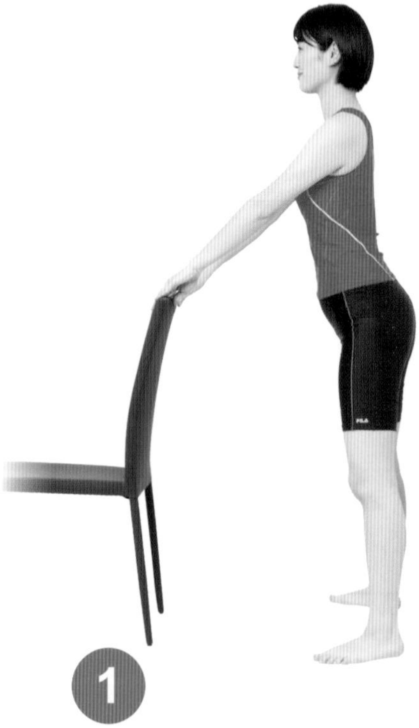

1

雙臂向前伸，抓住椅背（或扶手等可固定身體的東西），雙腳距離比肩膀更寬。

※ 若無法順利做出動作，雙腳可以再打開一點。

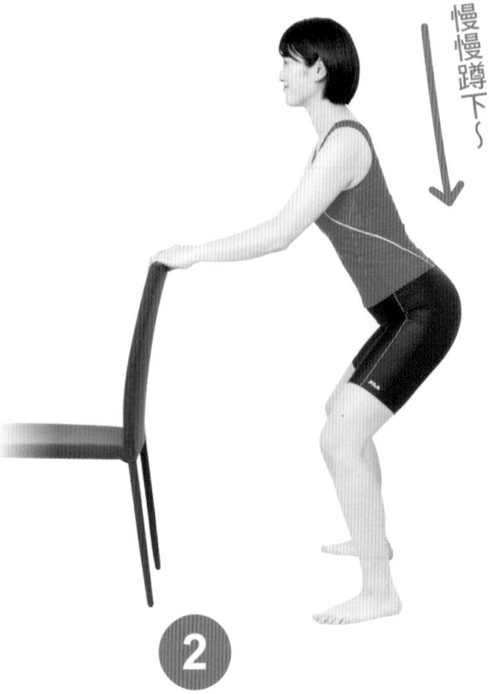

2

花 5 秒時間，慢慢往下蹲。

1天3組，1週2次

※①～④的動作以10次為1組。
做完1組之後，休息30秒～1分鐘，再繼續做。

維持
2秒

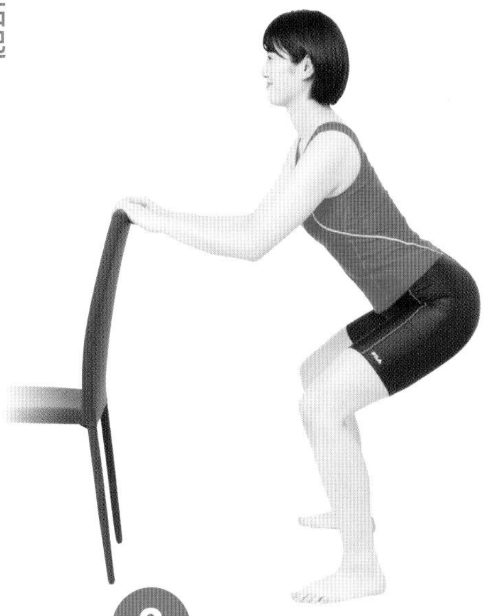

3

下蹲至大腿與地面平行的位置，
維持暫停2秒。

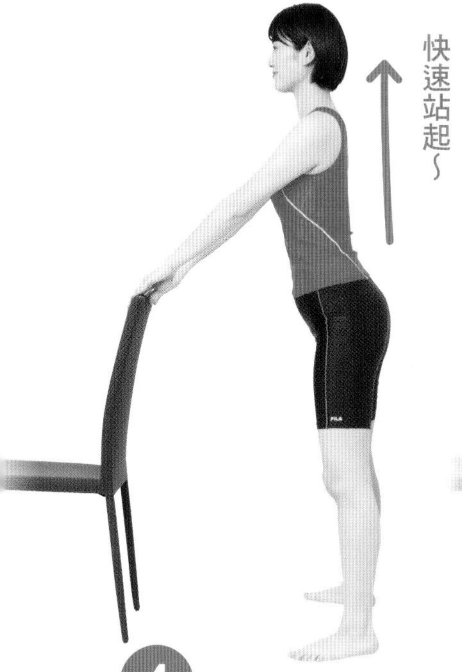

4

雙手抓著椅背（或扶手）
再起身。

※詳見40頁

※ 身後準備一張椅子，
深蹲2秒後可以直接
往後坐在椅子上。

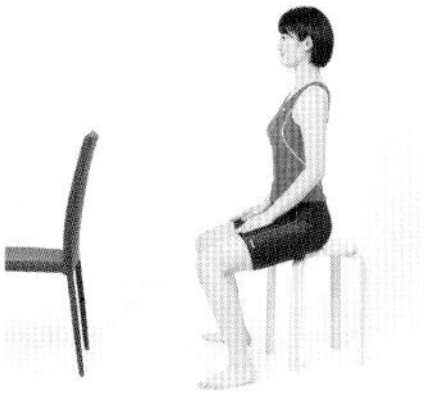

「7秒深蹲」已有親身實踐者證明確實有效。

練習深蹲的人們之中，約有85%的人成功改善高血糖。

下頁介紹的是其中幾個例子。

圖表中的數值是糖尿病的判定指標之一

——糖化血色素（Hemoglobin A1c，簡稱HbA1c）。

這個指標顯示1～2個月之間的血糖值狀態，

若高於6·5%，就會被判定為糖尿病。

表中顯示，實行「7秒深蹲」運動的人

在1～6個月期間，

血糖值皆保持穩定，而且維持在標準值以內。

「7秒深蹲」使糖化血色素下降！

	做 7 秒深蹲前		做 7 秒深蹲後
須藤今日子（化名） 53 歲・女性	10.7%	➡	3 個月後 6.3%
阿部裕二（化名） 39 歲・男性	11.1%	➡	5 個月後 5.4%
山本恵美子（化名） 73 歲・女性	7.9%	➡	3 個月後 6.4%
田中朱美（化名） 70 歲・女性	6.9%	➡	2 個月後 6.1%
池本豐（化名） 63 歲・男性	7.2%	➡	2 個月後 5.8%
大久保幸造（化名） 83 歲・男性	9.5%	➡	6 個月後 6.4%
坂本涼子（化名） 70 歲・女性	7.4%	➡	1 個月後 6.7%

※資料來源：USAMI內科調查

※「7秒深蹲」經驗分享詳見89頁

我原本是消化科醫師，直到轉任福島紅十字醫院普通病房時，才開始致力於糖尿病的治療。

在當時的福島市，福島紅十字醫院是胰島素治療領域數一數二的醫院。既然我的眼前就有糖尿病患，當然沒有理由不為他們治療。

我從頭開始學習糖尿病治療法，從飲食療法到運動療法都有。

關於運動療法，因為聽說有氧運動有效，所以一開始我先試著建議患者每天走5000步，但毫不見效。

不僅如此，還有患者在聽從我的建議走了幾天之後，向我表示腳會痛。於是我開始調查國外文獻，尋找可替代健走的運動療法，才知道有治療糖尿病用的肌力訓練。

我馬上徵求院長同意，在一間有6名病患的病房進行肌力訓練。那時我也不知道能代替健走的運動是什麼，不過我第一個嘗試的方法就是深蹲。當時是1994年。

至今我依然記得，那年我在學會提出可用深蹲做為糖尿病的運動療法後，獲得了許多迴響。糖尿病學會是在2004年才承認肌力訓練為糖尿病運動療法。剛好在那段時間，高齡者肌肉量的減少也逐漸成為社會問題。

「深蹲不需要走很久的路，也不一定要天天做」。

被這種誘人說法吸引的人，從一、兩個開始，漸漸地愈來愈多。

參與者會逐漸增加，是因為運動真的發揮了效果。因為有更多的人證明，做了深蹲之後，血糖值確實下降了，並保持在穩定的狀態。

我們經由患者的協助蒐集到許多資料，並且慢慢地改良深蹲運動。

我們經常思考，什麼樣的動作才會有更好的效果？最重要的是，什麼是高齡者也能長期做的安全姿勢？

經過無數次的改良之後，就是本書所介紹的「7秒深蹲」。

原本只是借用一間病房進行試驗的運動療法，經過多年的推陳出新，現在在我的診所開設了運動訓練班，有許多患者主動加入實行。

參加者包括30～80歲的糖尿病患者，與處於糖尿病前期的對象，其中也有些人是為了維持健康與預防代謝症候群而加入。

若養成7秒深蹲的運動習慣，不用吃藥也可以使血糖值下降；不需嚴苛的飲食限制，也能控制血糖值。鍛鍊肌肉還能減重，預防因年齡增長而引起的肌少症（Sarcopenia）與運動障礙症候群（Locomotive Syndrome）。

為了大家的健康，請務必現在就開始做「7秒深蹲」！

宇佐見　啓治

第1章

7秒深蹲瞬間改善高血糖……21

第2章 鍛鍊肌肉，就不用怕糖尿病！……55

第4章

想要長壽，減重不如肌力訓練

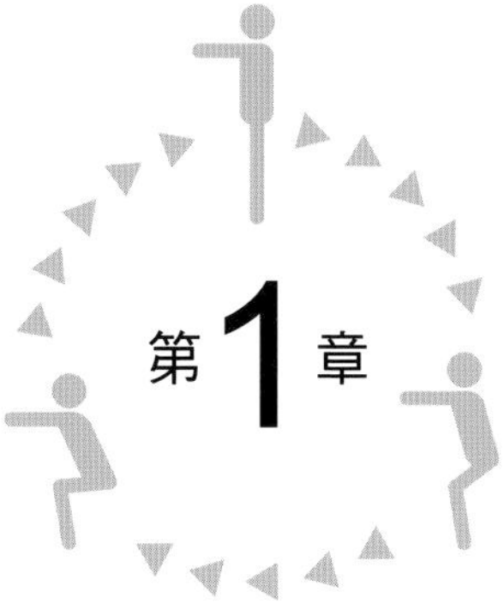

第1章

7秒深蹲 瞬間改善高血糖

運動後1小時，不需胰島素，肌肉也會吸收葡萄糖

「血糖值」是指血液中的葡萄糖濃度。

過量的葡萄糖滯留在血液之中，使血糖值飆高，即為高血糖。血液中缺乏葡萄糖，使血糖值降低，即為低血糖。無論是哪一種，對身體都有不良影響。

每個人在飯後，血糖值都會升高。

因為主成分為碳水化合物的飯、麵包、麵條等，會在胃腸中分解成葡萄糖，再進入血液當中。

如果是健康的人，累積的葡萄糖將會被內臟、肌肉、腦部、脂肪等細胞吸收，成為能量來源。飯後不久，血糖很快就會降為正常濃度。

這是因為「胰島素」發揮了作用。

葡萄糖進入血液後，胰臟就會分泌胰島素，幫助葡萄糖進入各個細胞。胰島素就像葡萄糖進入各細胞入口的鑰匙。

如果胰島素正常發揮功能，高血糖的狀況就不會持續太久。

不過，若發生以下兩種狀況，胰島素便無法正常運作。

一種是**胰島素分泌不足，即胰臟無法分泌胰島素，或分泌量減少。**

另一種是**胰島素阻抗，即胰島素雖照常分泌，但這把鑰匙無法打開細胞入口，葡萄糖便無法進入細胞。**

胰臟無法分泌胰島素的情況稱為第一型糖尿病；而胰島素分泌量減少，以致於無法打開細胞入口的情況，稱為第二型糖尿病。日本人口約有95%屬於第二型糖尿病。

細胞吸收血液中葡萄糖的機制

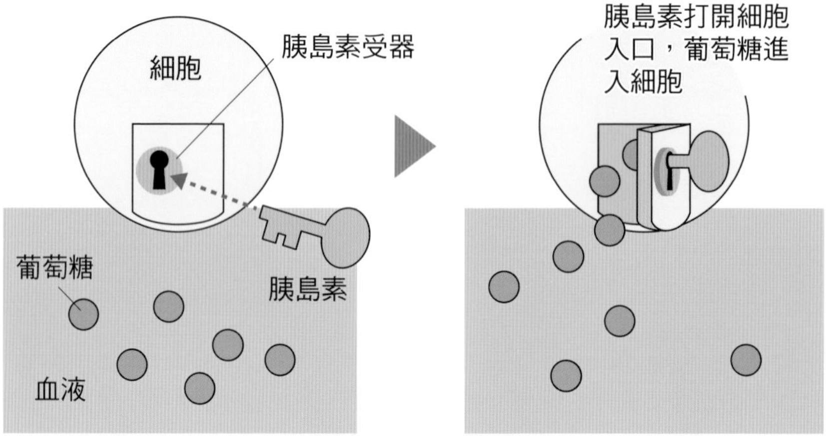

胰島素功能惡化，葡萄糖無法進入細胞，血糖值就不會下降。身體要利用葡萄糖，就不能沒有胰島素。

不過，運動後能量消耗情況調查告訴我們一個新的事實：**即使沒有胰島素，肌肉細胞仍舊能夠吸收葡萄糖。**

不過，只限於運動後1小時以內。在這段期間，即使沒有胰島素這把鑰匙，細胞仍是門戶開放的。**無論是胰臟無法分泌胰島素，或胰島素功能惡化，肌肉細胞都可吸收葡萄糖。**

這就是7秒深蹲能瞬間改善高血糖的原因。

要降低血糖值，就必須先用光肌肉能量

即使細胞門戶開放，肌肉仍無法吸收不需要的葡萄糖。

肌肉在累積的能量不足時，才會吸收葡萄糖。能量燃料庫轟轟烈烈地燃燒，肌肉才能大量吸收葡萄糖。

「7秒深蹲」便能讓燃料庫燃燒一空。

肌肉活動所需的燃料，稱為肝醣（Glycogen）。

肝醣是葡萄糖預先儲存在細胞內的一種形式，儲存場所在肝臟與肌肉中。儲存於肝臟的肝醣稱為肝糖原（Liver Glycogen），儲存於肌肉的肝醣稱為肌糖原（Muscle Glycogen）。

血液中葡萄糖不足時，肝糖原就會分解成葡萄糖，供人體使用；**肌肉活動時所**

需能量則由肌糖原提供。也就是說，要使肌肉燃料庫燃燒殆盡，就非運動不可。

運動可分成有氧運動與無氧運動，有氧運動在運動過程中需要依靠氧氣代謝；無氧運動在運動過程中不需靠氧氣代謝。有氧運動是指健走、有氧舞蹈或體操等需要長時間肌耐力的運動，主要使用持久力強的「慢縮肌纖維」（Slow Twitch Fiber）。

無氧運動是指肌力訓練、舉重等需要瞬間力量的運動，主要使用的是爆發力強的「快縮肌纖維」（Fast Twitch Fiber）。

這兩種運動中，到底哪一種能有效率地清空燃料庫呢？

簡單來說，就是無氧運動。

人體會因應運動的強度來使用能量。

能量的來源首先是肌糖原與血液中的葡萄糖，然後才是儲存在體內的脂肪。

愈是像無氧運動般不需要持續力，但較需瞬間爆發力的運動，以肌糖原為能量

來源的比例愈高。相反地，愈是像有氧運動般需要持續力的運動，以體脂肪為能量來源的比例愈高。做無氧運動能使用更多肌糖原，而肌糖原多數儲存於快縮肌之中。

也就是說，**無氧運動能夠快速地把肌肉燃料庫消耗殆盡。**

順道一提，大家都說有氧運動適合減重，那是因為運動時間愈長，愈能燃燒體脂肪。運動約20分鐘後，脂肪便會開始熊熊燃燒。

而能讓血糖值下降的，則是費力的運動。

看到這裡，你還不開始做肌力運動嗎？

提起肌力訓練，大家腦中馬上會浮現手持槓鈴或啞鈴等嚴格訓練的畫面。**這些運動的目的是使肌肉變強、變大，總之就是要把肌糖原用個精光。但要用光肌糖原，其實不需要這麼高強度的訓練。**

只要把肌肉燃料庫用盡，不使用胰島素，肌肉也能不斷地吸收葡萄糖。7秒深蹲就能達到這個目的。

7 秒深蹲吸收血液中葡萄糖的機制

飯後

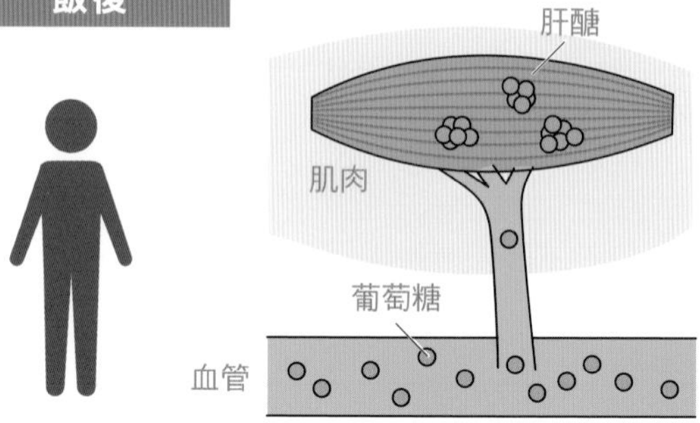

血流中的葡萄糖藉由胰島素的作用，進入肌肉細胞轉變為肝醣的形式，儲存在肌肉中。

7 秒深蹲時

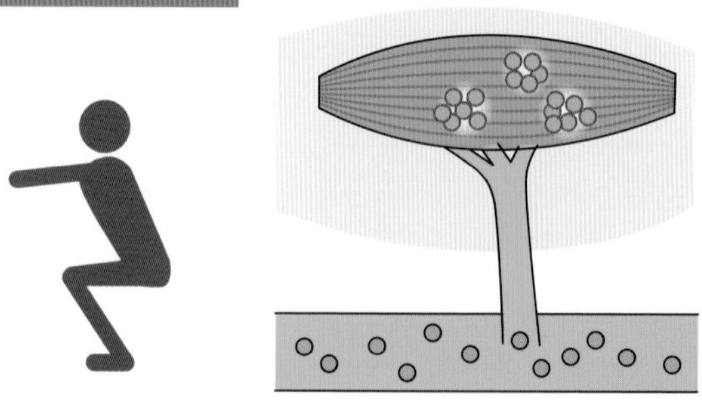

累積於肌肉中的肝醣可提供運動所需能量。

休息時

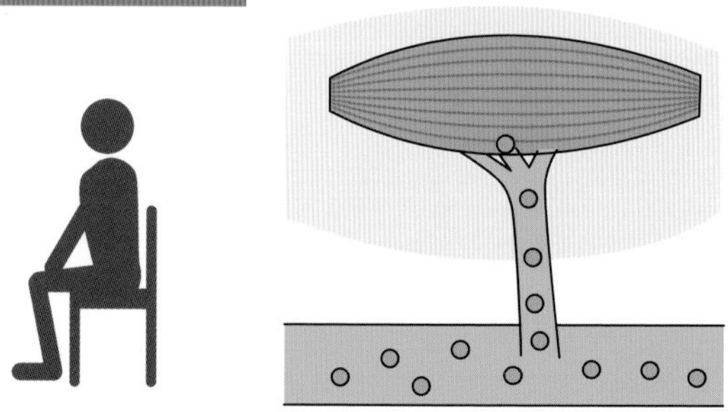

由於肝醣已使用完畢，肌肉不需藉助胰島素，可直接由血液中補充葡萄糖。

與小肌肉相比，大肌肉更能有效消耗能量

為了更有效率地消耗肌糖原，7秒深蹲採集中鍛鍊大肌肉的訓練方式。

因為活動大肌肉需要更多的能量。

其中的道理，就像我們搬動較大、較重的物品，與搬動較小、較輕的物品，使力的方法也會有所差異。而且，**大肌肉含有較多儲存大量肌糖原的快縮肌（白肌）**，能提高肌肉燃料庫的清空效率。

此外，身體活動時，不會只用到一種肌肉；鍛鍊大肌肉時，也會連帶使用到小肌肉。

但要消耗肌糖原，活動大肌肉比小肌肉的效率來得更高。

人體的肌肉依大小（體積）順序排列，前5名如下：

第1名　股四頭肌（大腿前側肌肉）

第2名　臀大肌（臀部肌肉）

第3名　膕旁肌（大腿後側肌肉）

第4名　三角肌（肩部肌肉）

第5名　胸大肌（胸部肌肉）

從以上排列順序可知，前三名都是下半身的肌肉。

人體的肌肉約有7成集中在大腿、臀部和腿肚，這些都屬於下半身。腿肚（小腿三頭肌）雖未包含在前5名內，但也是大體積的肌肉之一。這些下半身肌肉，做7秒深蹲時都會使用到。

深蹲能使下半身肌肉同時動起來，所以能有效率地消耗肌糖原。

本書後面會更詳細說明7秒深蹲的作法，不過，我們也會介紹使用胸部與肩膀大肌肉的7秒伏地挺身。如果兩者並用，降低血糖值的效果更佳。

有效消耗肌糖原的大肌肉

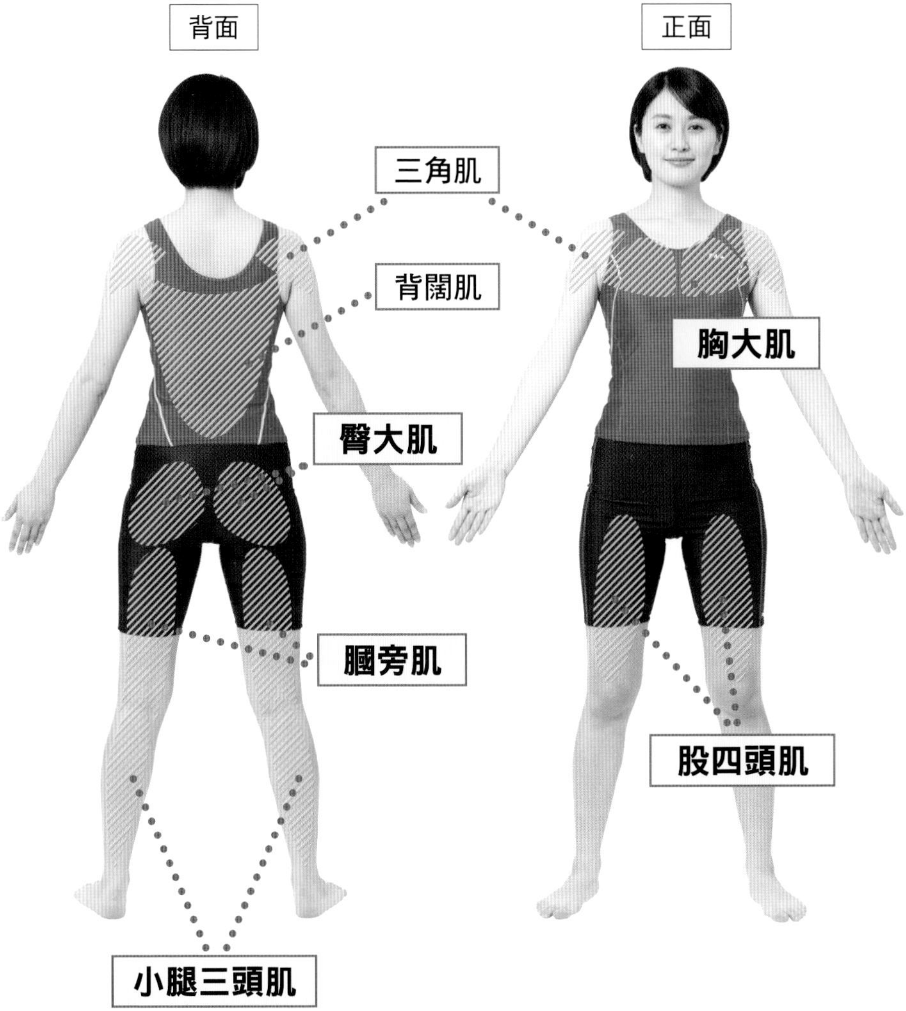

伸展肌肉比收縮肌肉更能有效消耗能量

7秒深蹲能有效消耗肌糖原，還有一個理由，就是它特別著重於肌肉的伸展。

肌肉的活動可分成兩種，一種是收縮肌肉的向心收縮（Concentric Contraction，編注：向心收縮又稱短縮性收縮），另一種是伸展肌肉的離心收縮（Eccentric Contraction，編注：離心收縮又稱伸展性收縮）。在專業肌肉訓練中，向心收縮稱為向心訓練，離心收縮則稱為離心訓練。

只要彎曲與伸長手肘，就可明白向心收縮與離心收縮的差異。

手臂稍加施力，彎曲手肘後，手臂內側肌肉就會隆起。

此時，上臂的肱二頭肌會邊縮短邊施展力量，這就是向心收縮。

伸長手肘後，肌肉則變得平坦。

此時，肱二頭肌是邊延展邊發揮力量，這就是離心收縮。

哪種動作會讓肌肉負擔比較大呢？

請有啞鈴的人拿著啞鈴，沒有啞鈴的人拿著裝滿水的寶特瓶，同樣做出彎曲與伸長手肘的動作，這時你就會知道，伸長的時候肌肉會比較用力。

肌肉在拉長時，比收縮時的負擔更大。

登山時大腿肌肉會痠痛，不是因為上坡，而是因為下坡。

對大腿前側的股四頭肌來說，上坡是向心收縮，下坡則是離心收縮。

能有效使用肌糖原的運動，當然是對肌肉負荷較大的「肌肉伸展運動」。把重點放在伸展肌肉的運動，比收縮肌肉的運動更容易降低血糖值。只要多花時間伸展肌肉，就能消耗肌糖原。

肌肉收縮

肌肉一邊縮短，
一邊發揮力量。
肌糖原消耗少。

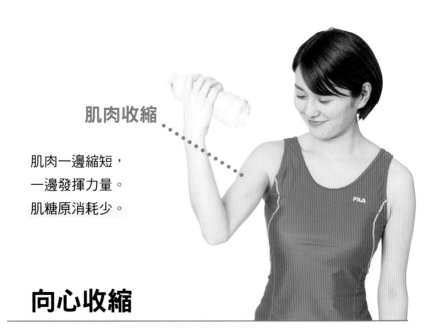

向心收縮

肌肉伸展

肌肉一邊延展，
一邊發揮力量。
肌糖原消耗多。

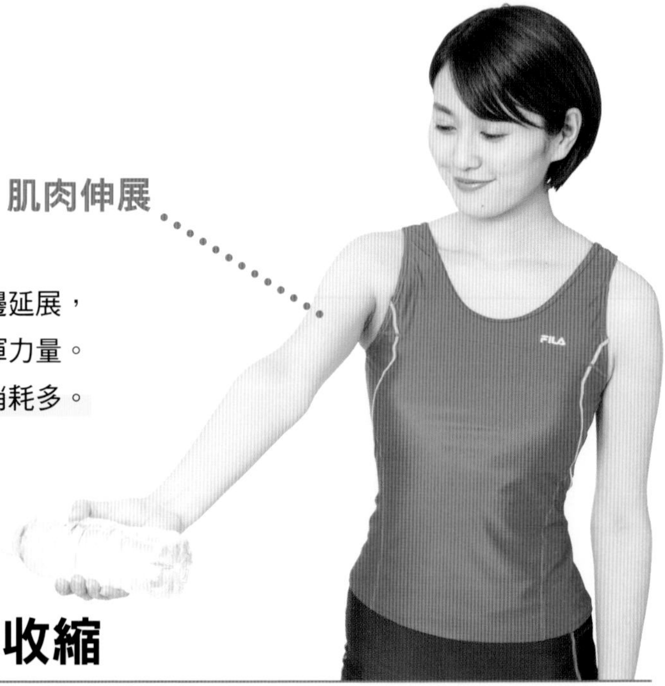

離心收縮

今天就開始，任何人都做得到讓血糖值瞬間下降的7秒深蹲

那麼，我們就來解說能瞬間降低血糖值的「7秒深蹲」步驟吧！首先介紹適合一般人的「標準版7秒深蹲」，再來是適合腰腿無力者的「輔助版7秒深蹲」，最後是「7秒伏地挺身」。

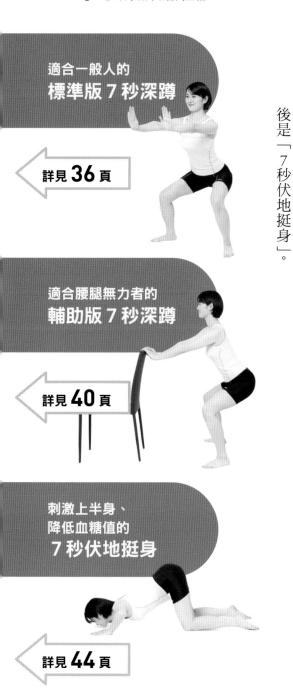

適合一般人的
標準版 7 秒深蹲

詳見 36 頁

適合腰腿無力者的
輔助版 7 秒深蹲

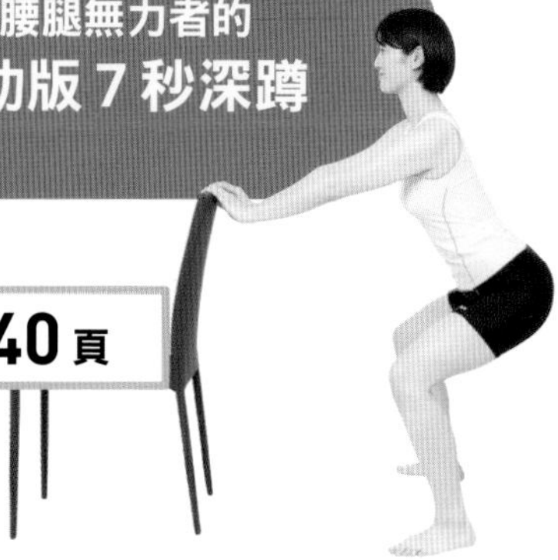

詳見 40 頁

刺激上半身、
降低血糖值的
7 秒伏地挺身

詳見 44 頁

適合一般人的
標準版 7 秒深蹲

慢慢蹲下後再直接起身
站立，直到站起前，
身體都不要再往下蹲。
任何人都做得到 7 秒深蹲。

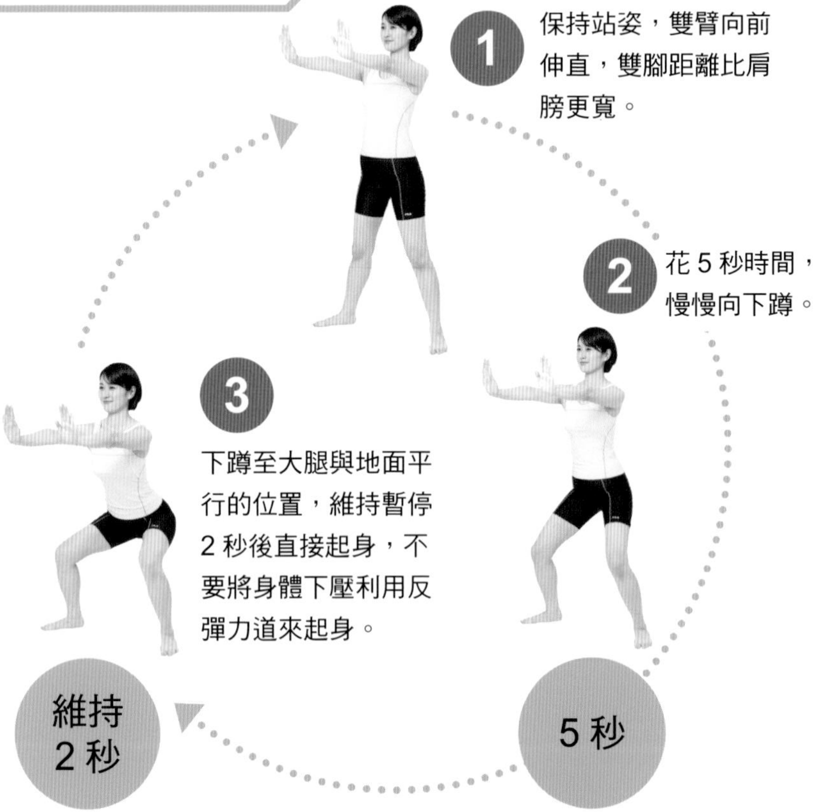

1 保持站姿，雙臂向前伸直，雙腳距離比肩膀更寬。

2 花 5 秒時間，慢慢向下蹲。

3 下蹲至大腿與地面平行的位置，維持暫停 2 秒後直接起身，不要將身體下壓利用反彈力道來起身。

1 天 3 組，1 週 2 次

※ 下蹲到站起的動作，重覆 10 次為 1 組。
做完 1 組後，休息 30 秒～1 分鐘再繼續做。

1 保持站姿，雙臂向前伸直，雙腳距離比肩膀更寬。

※若無法順利做出動作，雙腳可以再打開一點。

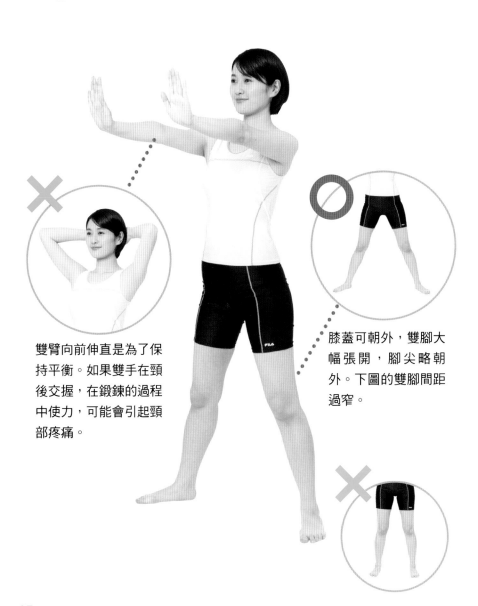

雙臂向前伸直是為了保持平衡。如果雙手在頸後交握，在鍛鍊的過程中使力，可能會引起頸部疼痛。

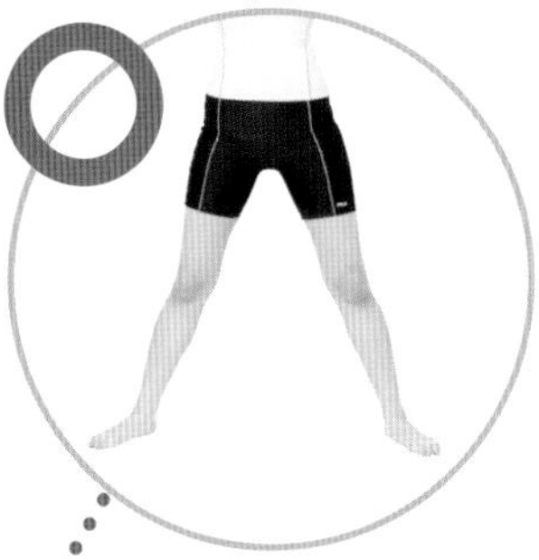

膝蓋可朝外，雙腳大幅張開，腳尖略朝外。下圖的雙腳間距過窄。

2 花 5 秒時間，慢慢向下蹲。

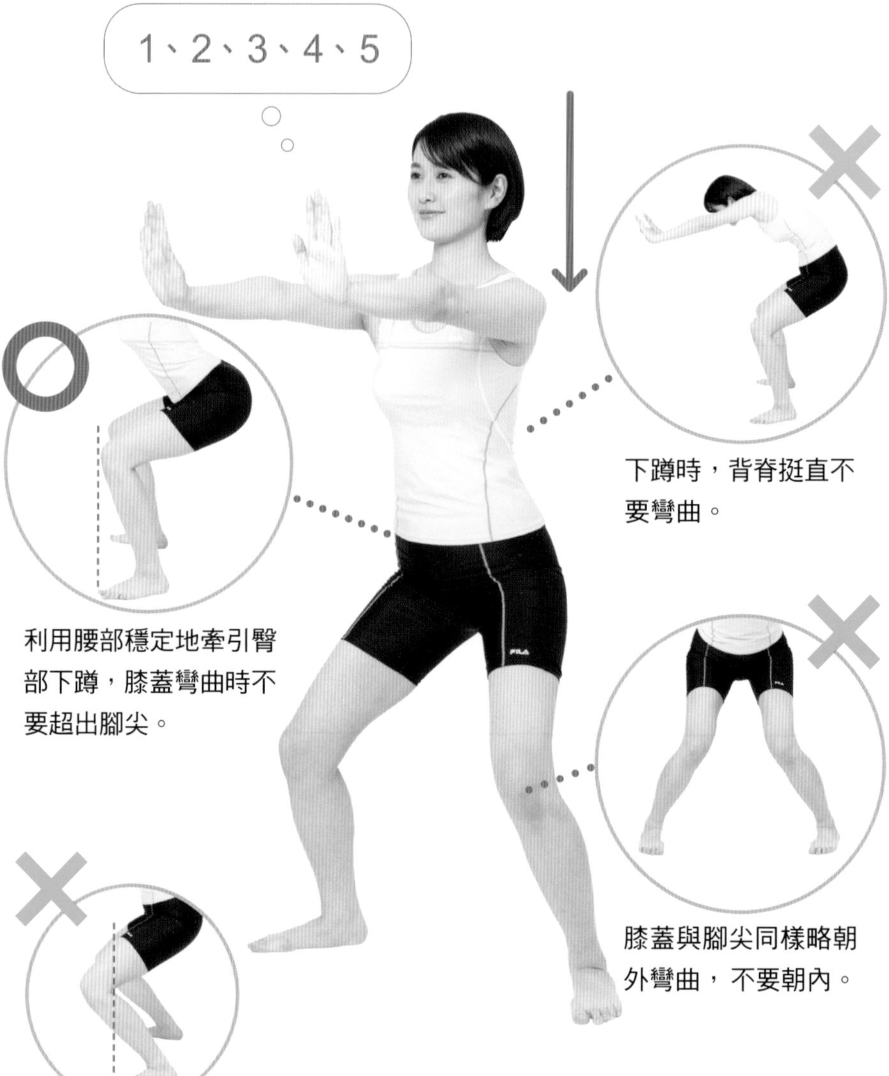

下蹲時，背脊挺直不要彎曲。

利用腰部穩定地牽引臀部下蹲，膝蓋彎曲時不要超出腳尖。

膝蓋與腳尖同樣略朝外彎曲，不要朝內。

3 下蹲至大腿與地面平行的位置，暫停維持2秒後直接起身，切勿使身體繼續下壓再反彈站起。

深蹲時不要憋氣。
下蹲時，開口數「1、2、3、4、5」，暫停時數「1、2」。讀秒數出聲音，就能幫助你自然地邊呼吸邊做動作。

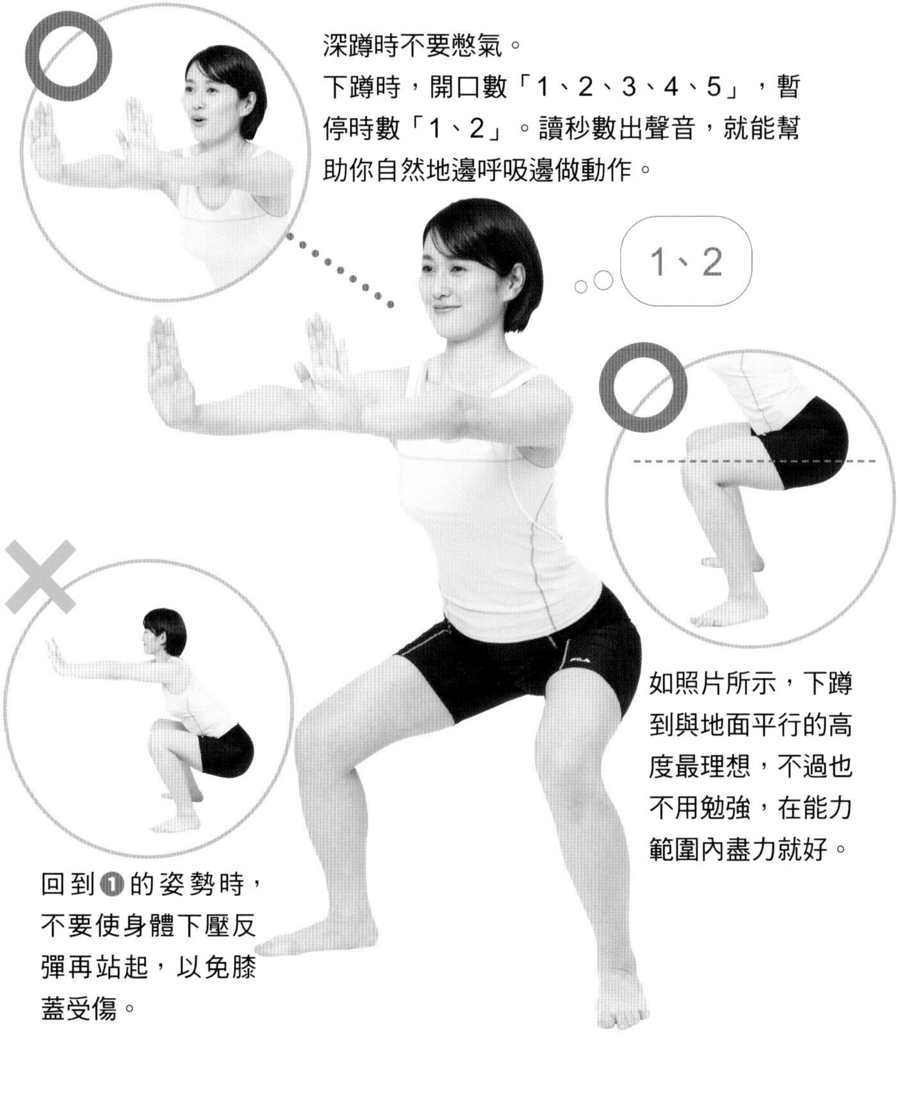

如照片所示，下蹲到與地面平行的高度最理想，不過也不用勉強，在能力範圍內盡力就好。

回到❶的姿勢時，不要使身體下壓反彈再站起，以免膝蓋受傷。

適合腰腿無力者的
輔助版 7 秒深蹲

認為標準版 7 秒深蹲
太困難的人，
做深蹲時可以
扶著椅子或扶手。

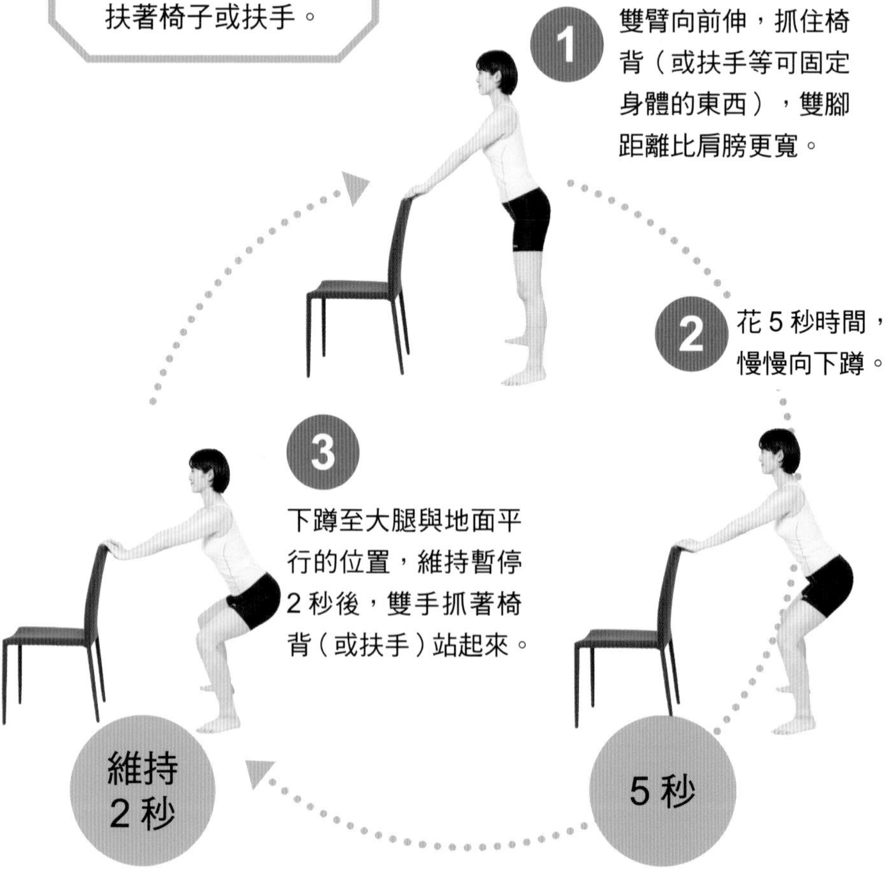
1
雙臂向前伸，抓住椅背（或扶手等可固定身體的東西），雙腳距離比肩膀更寬。
2
花 5 秒時間，慢慢向下蹲。
3
下蹲至大腿與地面平行的位置，維持暫停 2 秒後，雙手抓著椅背（或扶手）站起來。
維持
2 秒
5 秒

1 天 3 組，1 週 2 次

※ 下蹲到站起的動作，重覆做 10 次為 1 組。
做完 1 組後，休息 30 秒～1 分鐘再繼續做。

1 雙臂向前伸，抓住椅背（或扶手等可固定身體的東西），雙腳距離比肩膀更寬。

※若無法順利做出動作，雙腳可以再打開一點。

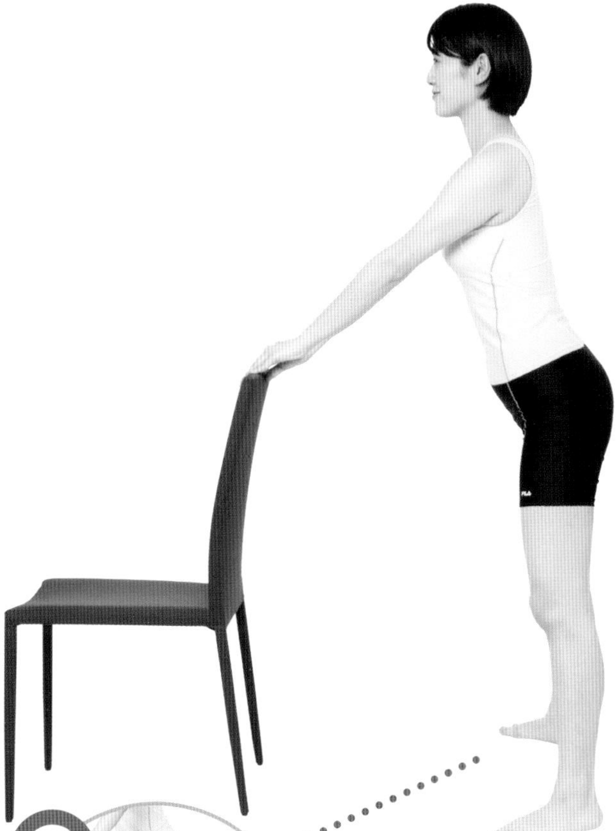

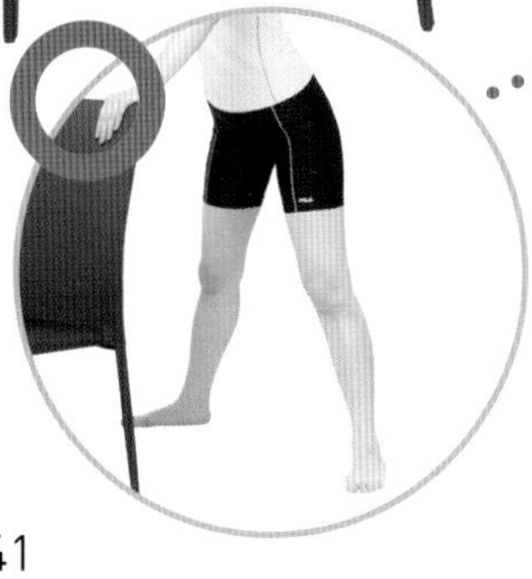

膝蓋可朝外，雙腳大幅張開，腳尖略朝外。右圖所示的雙腳間距過窄。

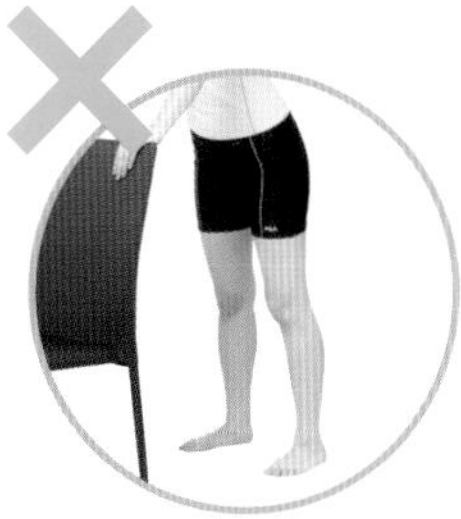

2 花 5 秒時間，慢慢向下蹲。

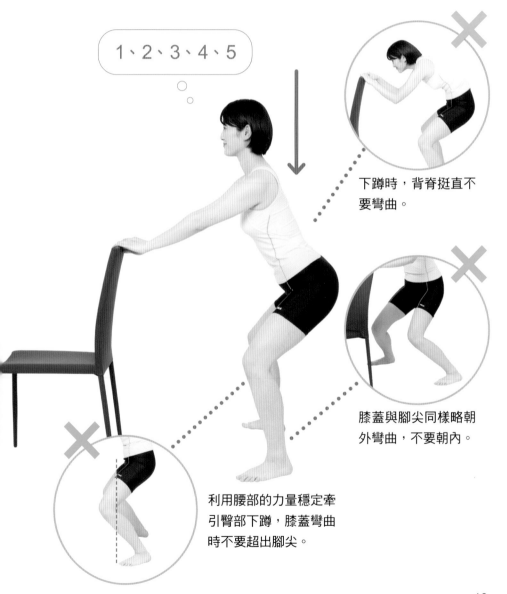

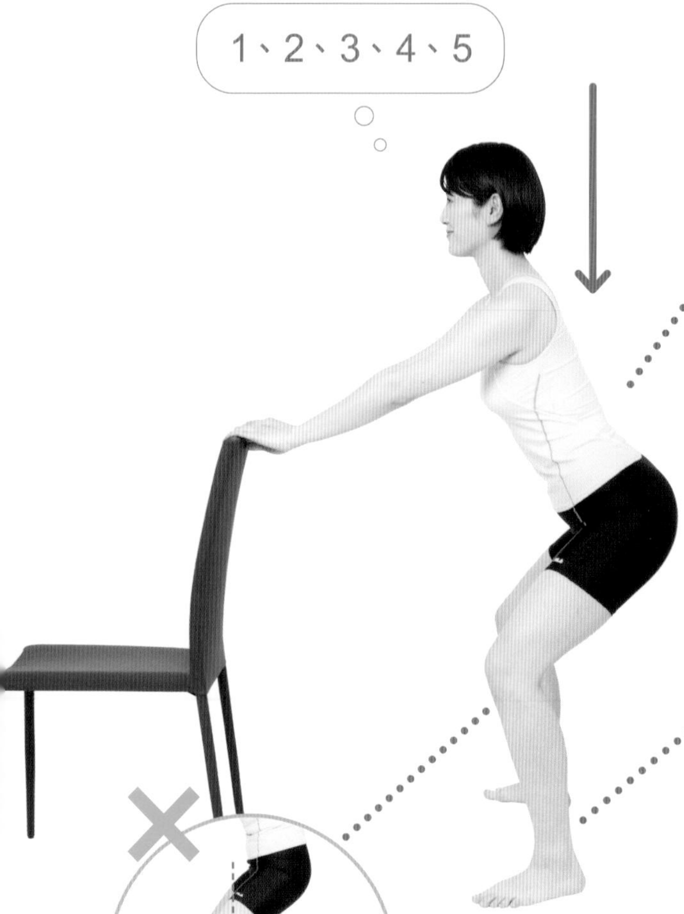

下蹲時，背脊挺直不要彎曲。

膝蓋與腳尖同樣略朝外彎曲，不要朝內。

利用腰部的力量穩定牽引臀部下蹲，膝蓋彎曲時不要超出腳尖。

3 下蹲至大腿與地面平行的位置，維持暫停2秒後，雙手抓著椅背（或扶手）站起來。

深蹲時不要憋氣。
下蹲時，開口數「1、2、3、4、5」，暫停時數「1、2」。
讀秒數出聲音，就能幫助你自然地邊呼吸邊做動作。

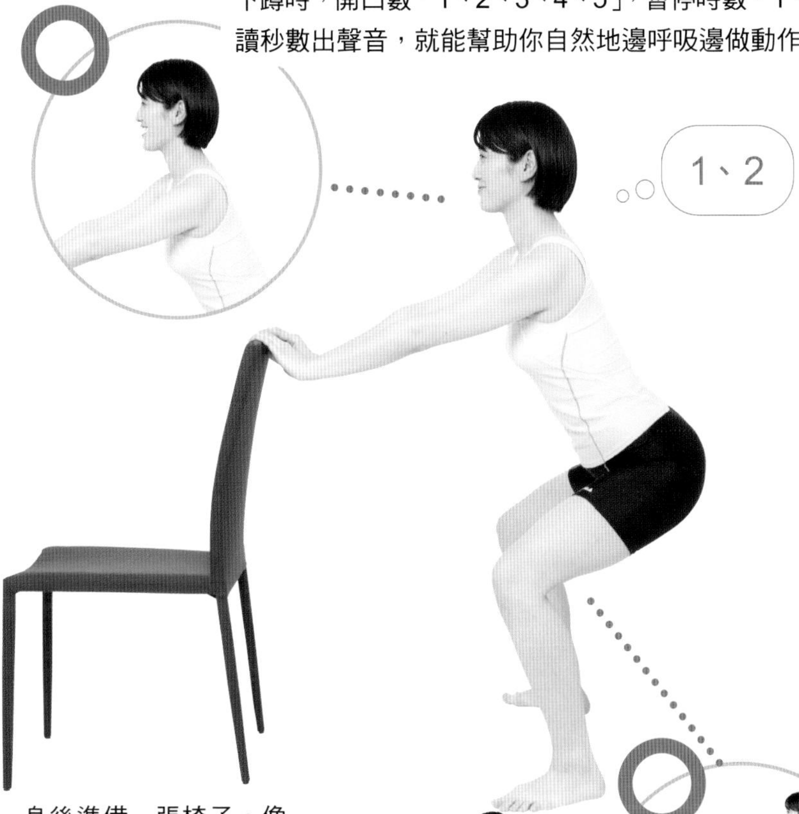

身後準備一張椅子，像是要坐在椅子上一樣地往下蹲。深蹲2秒結束後，也可以先坐在椅子上再站起。

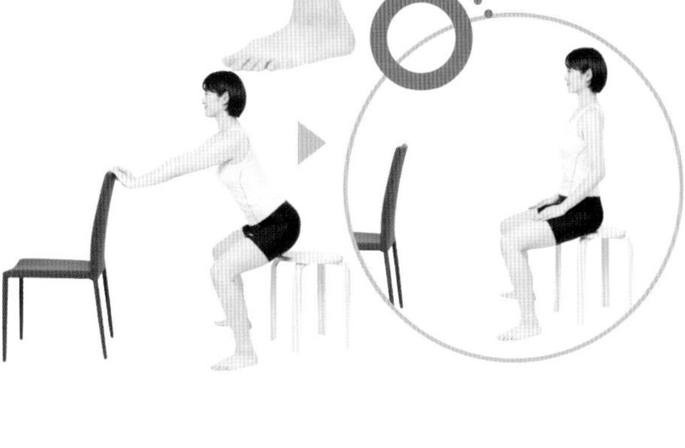

加乘運動

刺激上半身、降低血糖值的
7 秒伏地挺身

7 秒伏地挺身
可鍛鍊上半身的大肌肉。
如果與 7 秒深蹲交互並用，
降低血糖值的效果更佳。

1 雙臂張開，距離比肩膀更寬，雙膝跪地。

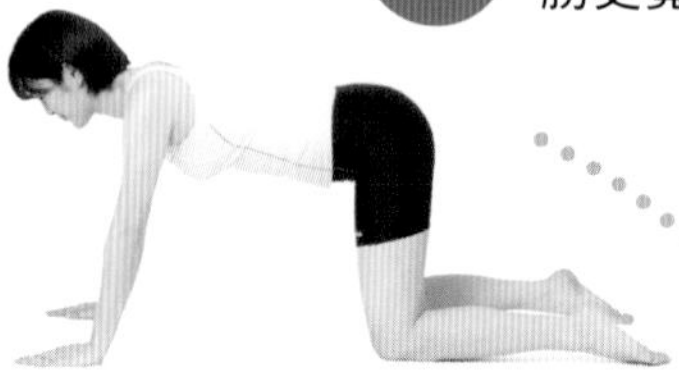

2 花 5 秒時間，慢慢彎曲手肘。

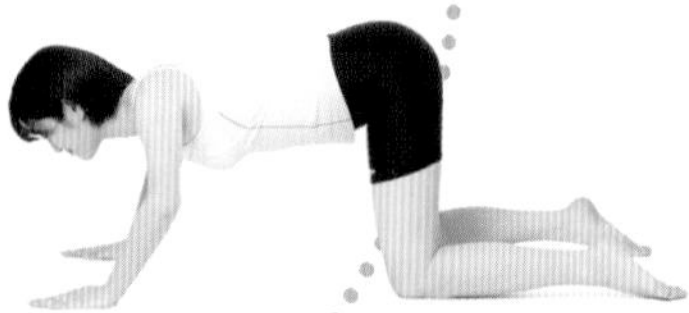

5 秒

3 在胸部即將碰到地面時停止，維持暫停 2 秒，再用手肘往上支撐起身體，回到①的姿勢。

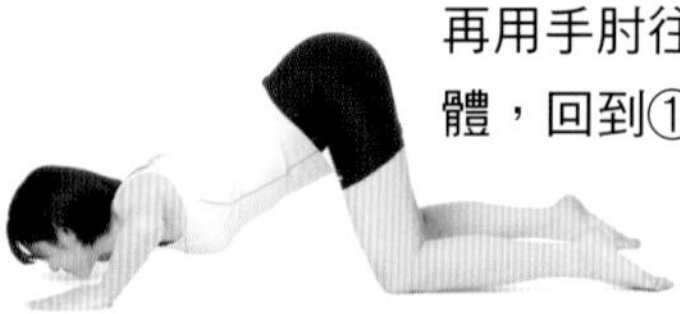

維持
2 秒

1 天 3 組，1 週 2 次

※ 手肘彎曲到伸直的動作，重覆做 10 次為 1 組。
做完 1 組後，休息 30 秒～1 分鐘再繼續做。

1 雙臂張開，距離比肩膀更寬，雙膝撐地。

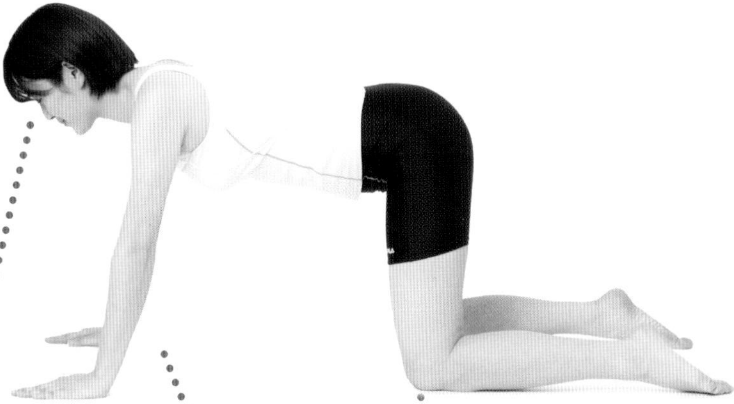

眼睛稍微朝前方看。
視線如果向下，臉會
比胸部先著地，對大
胸肌的刺激會減少。

雙膝併攏較容易使力。

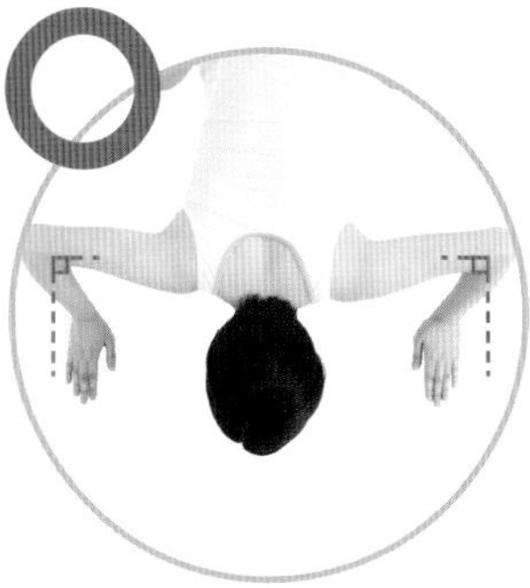

在胸部即將碰到地面時，手
肘彎曲與地面保持垂直是最
理想的狀態。手臂如果與肩
同寬，就無法使大胸肌獲得
刺激。

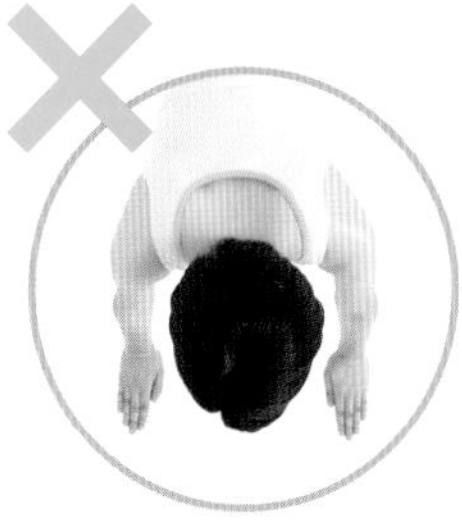

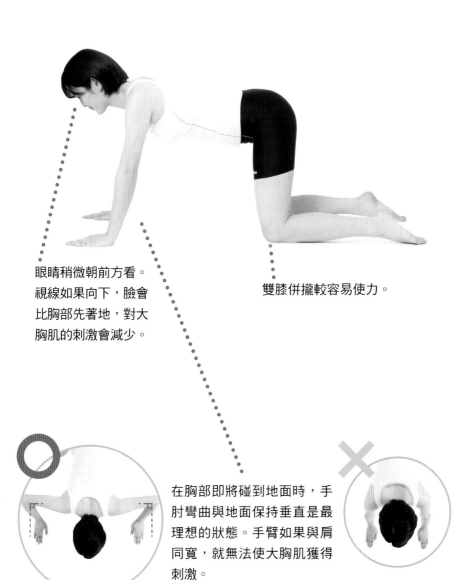

2 花 5 秒時間，慢慢彎曲手肘。

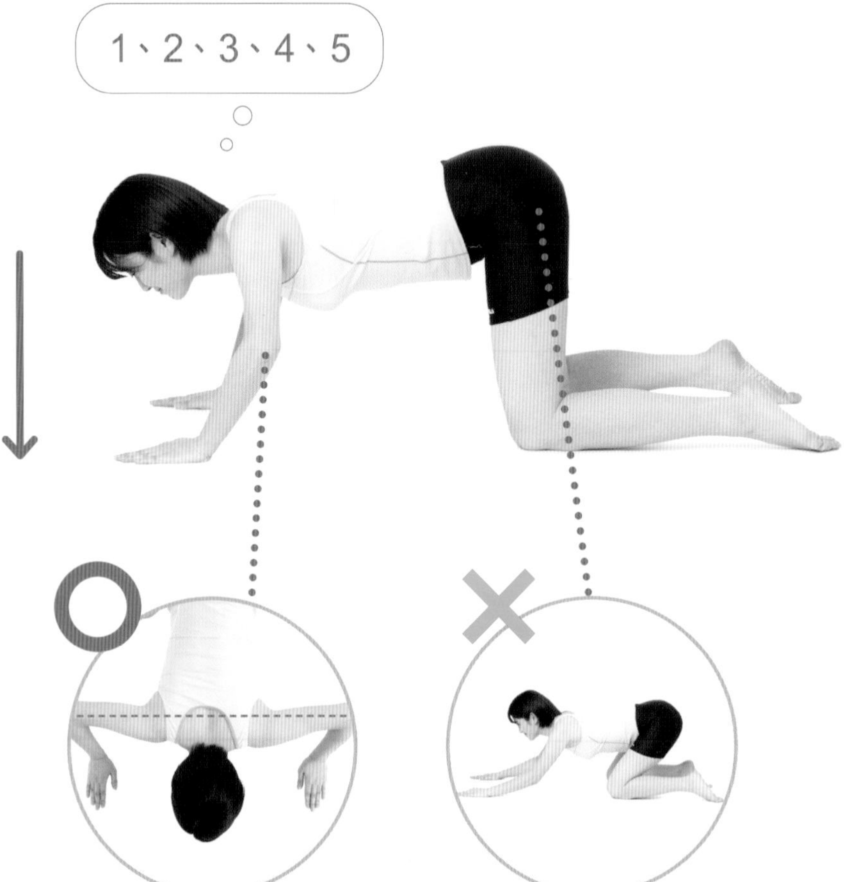

手肘彎曲時，雙側上臂
呈一直線。

臀部保持在原來位置，
不要向後或下沉。

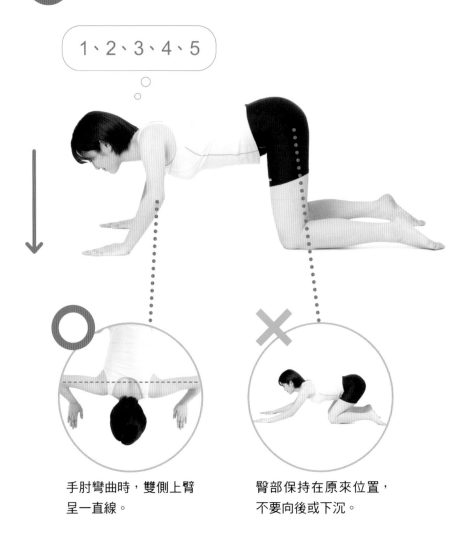

❸ 在胸部即將碰到地面時停止，維持暫停 2 秒後，用手肘往上支撐起身體，回到❶的姿勢。

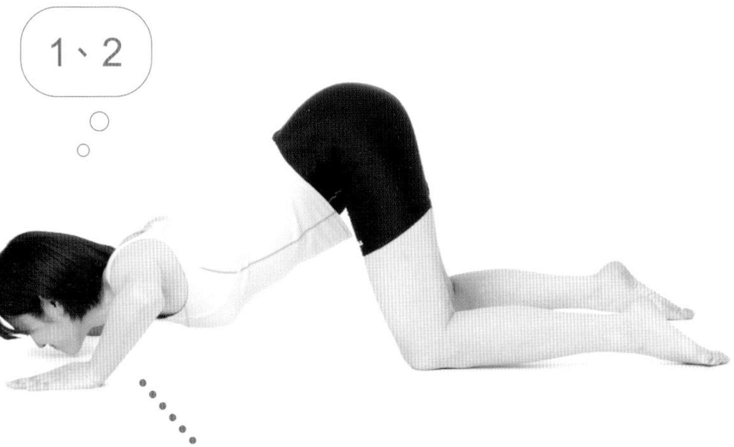

動作進行時不要憋氣。
手肘彎曲時，開口數「1、2、3、4、5」，暫停時數「1、2」。讀秒數出聲音，就能幫助你自然地邊呼吸邊做動作。

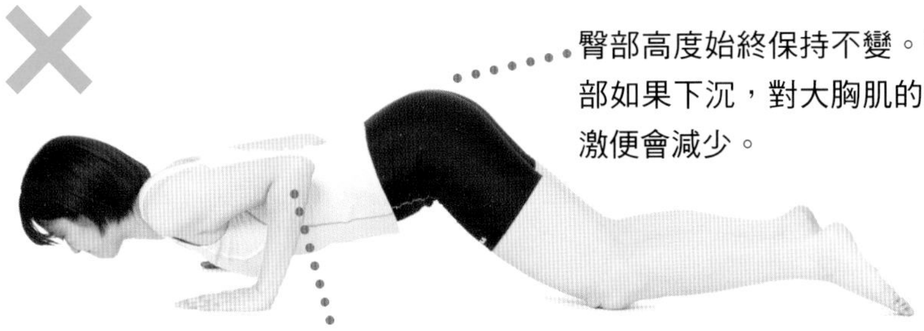

臀部高度始終保持不變。臀部如果下沉，對大胸肌的刺激便會減少。

手肘彎曲時，雙臂不要夾緊，而是要朝外張開。

做7秒深蹲時，要慢慢蹲下、直接起身，不要將身體下壓反彈再站起

現在我再整理一次做7秒深蹲的注意事項。

首先，要**有意識地伸展下半身的肌肉**。

能有效消耗儲存於肌肉中肌糖原的運動，是離心收縮。

花5秒時間慢慢向下蹲，確實伸展肌肉，維持深蹲姿勢2秒鐘，肌糖原就會迅速地被消耗，肌肉便能開始吸收葡萄糖。血液中的葡萄糖減少了，血糖值當然會下降。

深蹲，是在站立狀態下的膝蓋屈伸運動。

大家應該都看過運動選手迅速重複動作的畫面。不過，**7秒深蹲的重點是一步步慢慢來，把每個階段的動作確實做到位**。

尤其在彎曲膝蓋時，下蹲動作一定要慢。5秒是最基本的，熟練之後，行有餘力的話，可以花10秒下蹲，效果會更好。

做膝蓋屈伸運動，起身時必須特別小心。

站起來時，不要將臀部下壓反彈再站起。反彈的動作會帶給膝蓋額外的負擔，使膝蓋受傷。如果因此而無法繼續做深蹲運動，就本末倒置了。

7秒深蹲的首要目的，就是讓血糖值穩定。

如果能持之以恆，不僅能維持肌力，自然也能提高肌力。

所以，請別忘了做7秒深蹲時要「慢慢蹲下」。

做7秒深蹲時，千萬不要憋氣

此外，我們還必須注意，**動作進行時不要憋氣**。

運動時憋氣停止呼吸，就能在瞬間發揮比平時更大的力量。大家應該都有這種經驗吧？在提重物或想跳得更高時，我們會瞬間屏住呼吸。

不過，7秒深蹲要緩慢踏實地進行，所以不需要瞬間的爆發力。進一步說，**如果深蹲時屏息，會使血壓急速上升、心跳加快**。

7秒深蹲的大前提是安全，而且任何人都做得到。所以重要的是，不要勉強，才能持之以恆。

為了不要憋氣，我建議大家下蹲時，要開口數出「1、2、3、4、5」的讀秒，這樣就能自然而然地邊呼吸邊做動作了。

當然，你也可以用鼻子呼吸而不數出聲音，不過用嘴巴呼吸做起來比較輕鬆。

1天3組，1週2次，不需每天做，也能降低血糖值

提到運動療法，大家最關心的應該是運動量與頻率。

7秒深蹲不需要每天都做。

基本上，1天3組，1週2次即可。

1組10次，從容不迫地做3組就夠了。

重要的是，每做完1組，先放鬆一下，休息30秒～1分鐘再繼續做。在休息時間，肌肉細胞會吸收葡萄糖，補充消耗掉的肌糖原。

也許有人會懷疑，1週做2次會不會太少了？7秒深蹲雖然負荷輕，但仍屬於

肌力訓練的一種。

依照肌力訓練的理論，做1天就要休息1～2天。因為，在肌力訓練中受損的肌肉需要時間修復。在這段期間，肌肉內會重新合成蛋白質，使肌肉更為強壯。

「20分鐘左右的運動，1週2次就足夠了。」

在我剛開始建議糖尿病患以深蹲代替健走時，這句話對患者來說似乎非常有吸引力。

比起每天健走2小時，深蹲聽起來輕鬆多了。

我也希望這樣的動機，能夠推動患者開始做7秒深蹲。如果持續地做，高血糖很快就能獲得改善。

養成7秒深蹲的習慣，血糖值就會保持穩定

7秒深蹲的效果雖然因人而異，但一般來說，2～4週就會出現效果：血糖值會下降，而且穩定維持在低數值。

重要的是，要嚴格遵守運動時的注意事項，1天3組，1週2次，堅持不懈地做下去。

沒有運動習慣或對運動沒自信的人，剛開始時，做的次數或組數可以少一些。

如果覺得標準版7秒深蹲難度太高，可以從適合腰腿無力者的「輔助版7秒深蹲」開始，重點是要持續練習。這個運動的目標是清空肌肉的燃料庫，因膝蓋或腰部疼痛而行走不便的人，在身後放張椅子，應該也可以做到這種「慢慢往下坐」的動作。

至於練習深蹲之後仍覺得不夠，或行有餘力的人，可以挑戰可使效果加乘的「7秒伏地挺身」。深蹲加上伏地挺身，降血糖的效果會更好。因為深蹲與伏地挺身所鍛鍊的部位不同，所以你可以今天練深蹲，明天練伏地挺身。

雖然7秒深蹲是安全的運動，但如果中途感覺疼痛或不對勁，應該立刻停止，並向醫師徵詢。7秒深蹲在任何時候都可以重新開始。

第2章

鍛鍊肌肉就不用怕糖尿病！

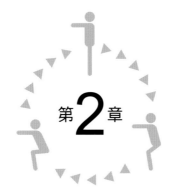

糖尿病患者增加，是因為平均壽命延長？

依據日本厚生勞動省的調查，**糖尿病患者包含糖尿病前期在內，共有2000萬人**，等於5人之中就有1人。因為特定健檢與特定保健指導的普及，**糖尿病前期患者已逐漸減少，但糖尿病患的人口仍持續增加。**

依據2017年的「患者調查概況」，日本糖尿病患者共有328萬9千人，比前一次調查（2014年）增加了12萬3千人。其中男性有184萬8千人，女性有144萬2千人。

糖尿病患增加的原因到底是什麼呢？

我們比較糖尿病患者數、卡路里總攝取量以及平均壽命的變遷，發現了一個有趣的事實。

糖尿病患者人數與卡路里總攝取量之變遷

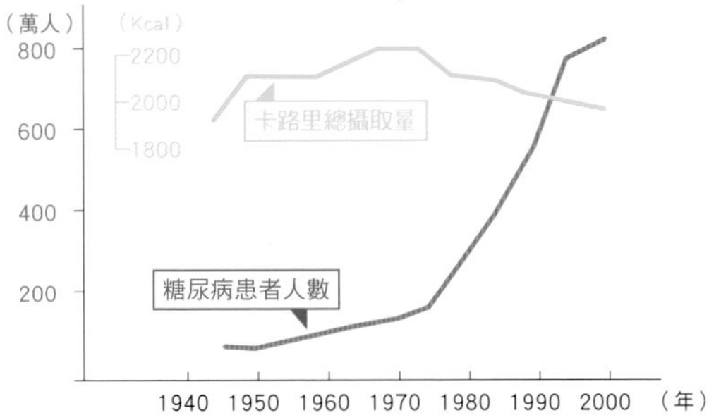

※資料來源：日本厚生勞動省「國民健康、營養調查」與「患者調查」

平均壽命變遷

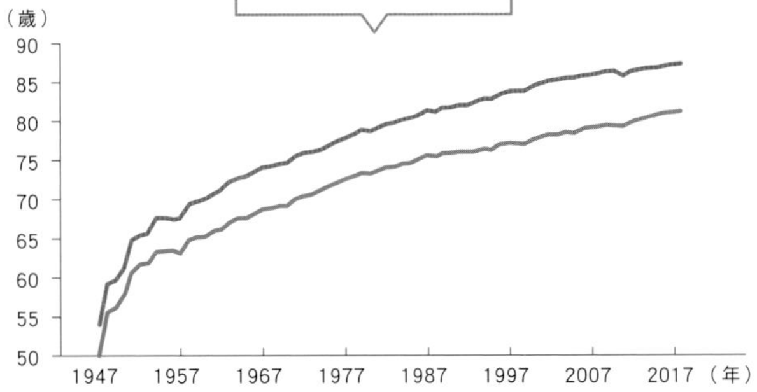

※資料來源：日本厚生勞動省大臣官房統計情報部「完全生命表」與「簡易生命表」

糖尿病與糖尿病前期患者的年齡比例

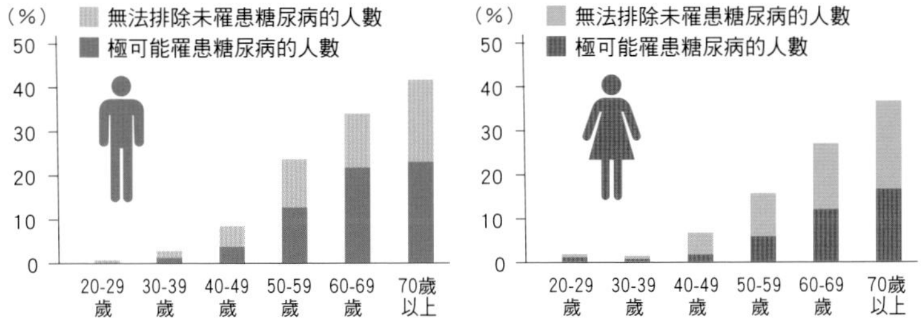

※資料來源：日本厚生勞動省「國民健康、營養調查」

上頁的3張圖，從戰後到1970年代為止，都呈現成長的狀況。而卡路里總攝取量近年則有減少的趨勢，也就是說，**近年增加的糖尿病患者，致病原因未必是飲食過量。**

過去，一般認為糖尿病患增加的原因是飲食習慣的歐美化，因此，限制卡路里才成為飲食療法的主流。

另一方面，平均壽命與糖尿病患者人數的變遷，同樣呈現成長。再進一步看糖尿病患者的年齡結構，男女都是從60歲開始急速增加。

從這張圖，我們可看出**壽命的延長與糖尿病患增加的關係**。在平均壽命延長的背景之下，加上社會環境水準的提升、醫療資源充足等因素，國人飲食習慣漸漸以脂肪、蛋白質為主。不過，最近卡路里的攝取有減少的趨勢。

為什麼超過60歲，糖尿病患者就快速增加呢？

這可能與醣類的處理能力有關。**因為從食物中攝取的醣類，有8成是由肌肉消耗。但肌肉會因年齡增長與運動不足等因素而衰退。**

如果能以運動療法改善高血糖，可省下三分之二的治療費！

要去某個地方，我們可以走路、跑步、騎腳踏車或搭車。同樣地，**治療糖尿病也有好幾種方法，包括飲食、運動以及藥物療法。**

醫師會依照個人症狀的差異，將這三種主要的治療方式做不同的安排，也會改變用藥的內容。

糖尿病具體的治療費用，**患者每人平均自行負擔金額（3成），1年約4到13萬日圓（相當於台幣1萬1千到3萬6千元）。**

不想再花費更多錢的話，就要用飲食療法＋運動療法了。

如果只是看診、檢查等基本的診療費用，每個月的負擔金額約為3600日圓（相當於台幣1千元），1年自費約4萬3千日圓（相當於台幣1萬2千元）。

被診斷為糖尿病的患者，先以飲食與運動改善高血糖狀態，這個階段若血糖值下降、穩定恢復至正常值的範圍，治療便結束。日後如果能注意生活習慣，不讓血糖值再上升，幾乎都不會再發作。

為了讓患者恢復健康的身體與生活方式，我們設計出7秒深蹲的運動。當然，對仍舊處於糖尿病前期或已經開始藥物治療的人，即使不靠胰島素，7秒深蹲都有降低血糖的效果。

如果從前期階段就開始做7秒深蹲，就不會進展到糖尿病的地步，也就不需要花錢治療了。

除了飲食與運動療法，在臨床醫療上，一開始就採用藥物療法的情況似乎不少。因為飲食與運動療法是由患者自行在家實施，但患者未必都做得到，為了確保治療效果，患者也會希望醫師開立降低血糖的藥物。**畢竟患者並非住在醫院，醫師無法管理患者的生活環境，有時患者也很難徹底執行飲食與運動方面的規則。因此，我們還是需要任何人皆能安全持續的運動療法。**

糖尿病口服藥物的作用，包括延緩飲食中所攝取醣類的分解與吸收、將糖分排出體外，以及改善胰島素的機能等。這些藥物如果分成兩種處方，基本的看診費加上藥費，每月的自行負擔金額約為7500圓（相當於台幣2080元），1年約9萬日圓（相當於台幣2萬5千元）。

如果經過以上治療，症狀仍未改善，又是第一型糖尿病患者，就有必要經由注射或其他方式從體外補充胰島素。

胰島素療法加藥費，再加上居家自行注射與測定血糖值的指導管理費，每月自費金額約1萬1千日圓（相當於台幣3025元），1年約13萬2千日圓（相當於台幣3萬6300元）。

光是治療糖尿病就需要這筆費用，更何況糖尿病還有併發症的風險。**如果還有其他併發症，治療費將不只如此而已。**

所以，我們才要在飲食＋運動療法階段，就把糖尿病治好。

醫師與患者對於運動療法不積極的理由

只要用飲食療法＋運動療法，患者只要付基本的診療費就夠了。

但醫療現場總是不重視運動療法。

雖然醫界都很清楚糖尿病與肌肉的關係，卻忽視運動改善糖尿病的效果，實在令人百思不解。是因為醫師不明白運動與糖尿病的關係，還是他們不知道運動療法的具體實行方式呢？

依據2008年「運動療法與運動處方確立調查研究委員會」所進行的問卷調查，**對於初診患者在飲食療法方面，有70～80％的醫師回答「大部分皆予以指導」；但在運動療法方面，回答「大部分皆予以指導」的醫師卻只有40％，約僅占半數。**

進一步說，開立運動處方、教導患者運動的糖尿病專科醫師只有9％。醫師雖然知道運動療法對於改善高血糖、穩定血糖值的重要性，但卻不給予患者具體的指導。

大多數的內科醫師似乎認為，要治療糖尿病，飲食療法與藥物療法便綽綽有餘。有稍加指導運動療法的醫師，也只是建議患者散步而已。**運動療法能不花一毛錢就改善高血糖，不去做實在可惜！**

下頁表中分別列出患者與醫師兩方不採用運動療法的理由。其中最主要的原因是「沒時間」。不過我覺得，實際理由應該是「醫師無心指導患者」，以及「患者不知道運動方法」。

對於不花錢就能改善高血糖的運動療法，患者其實有實行的意願。更何況，不必住院接受嚴格管理，自己在家就可以做，既有效、自己似乎也能做到，又能持續下去，有什麼理由不去做呢？

患者、醫師不採用運動療法的理由

患者的理由

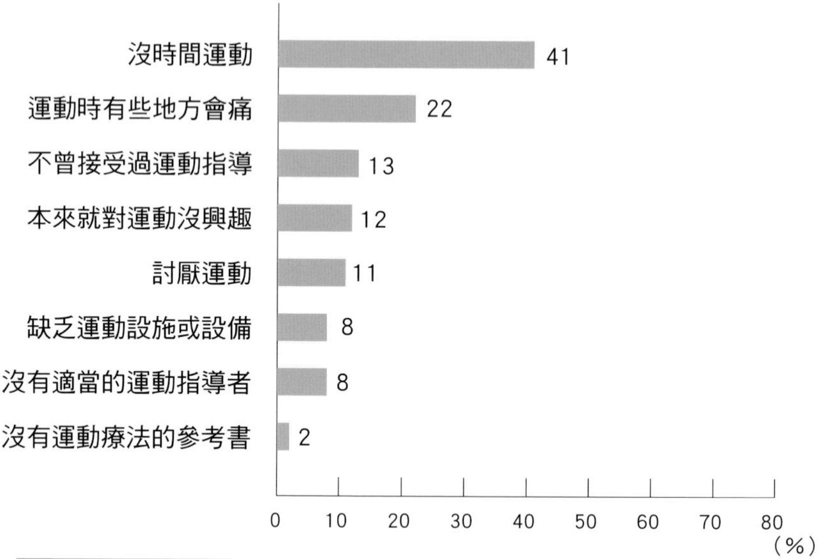

醫師的理由

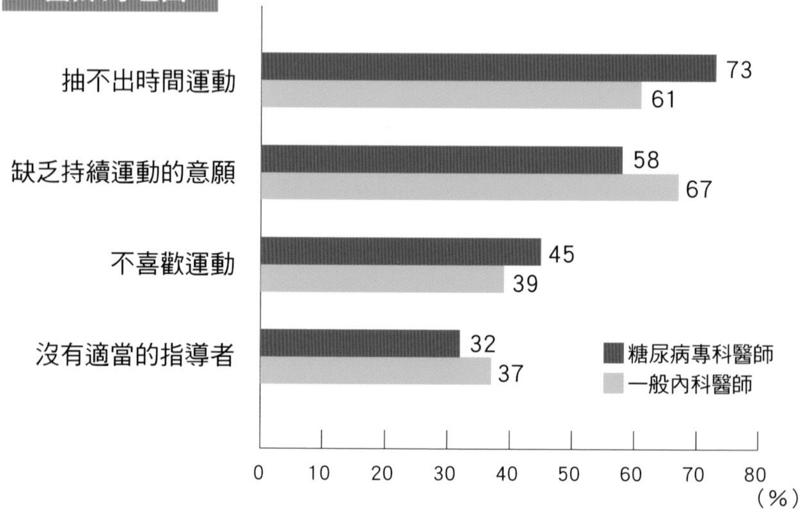

運動療法只需3個月，就可降低糖化血色素

糖尿病的運動療法，包括健走、慢跑等有氧運動，與肌肉訓練等無氧運動。無論哪種運動，對糖尿病都有治療效果。

有氧運動能促進血液循環、減少體脂肪，無氧運動能降低血糖值。兩種運動的共通之處，就是都能提升胰島素的功能。

刺激肌肉與脂肪細胞，使其提高對胰島素的敏感度，胰島素便容易打開葡萄糖進入細胞的入口。

只需3個月，運動療法就能改善糖尿病指標之一的糖化血色素數值。

前文提過，**糖化血色素可反映1～2個月間血糖值的狀態**。

血紅素（Hemoglobin）位於紅血球之中，它的功能是運輸氧氣，與葡萄糖結合即形成糖化血色素。血液中的葡萄糖愈多，糖化血色素也就愈多。

也就是說，高血糖狀態如果一直持續，糖化血色素也會相應增加。

血紅素總量中糖化血色素所占比例，即為糖尿病指標「HbA1c」（譯注：即本文所指的糖化血色素數值）。

HbA1c若占6.5％以上，就會被診斷為「糖尿病」。不過，糖尿病的診斷並非只根據這個數值。

糖化血色素值能讓我們知道1～2個月之間血糖值的狀態，是因為紅血球壽命結束後，血液中的糖化血色素並不會消失。

有研究報告比較只做有氧運動、只做肌肉訓練，以及兩者並行的糖尿病患者，發現無論採用何種運動療法，都能在3個月內使糖化血色素數值降低0．51～

0.73%。

無論何種運動療法，只要持續做3個月，都能恢復胰島素的功能，改善高血糖。

高齡者與肥胖者，不可能每天走1萬步

許多人認為，健走、有氧舞蹈或體操也是糖尿病的運動療法。也常見醫師建議患者不妨去健走，患者似乎也能輕鬆地從健走開始。

做有氧運動未必是錯的。

有氧運動的能量來源是糖與脂肪，也會消耗血液中的葡萄糖。運動時間愈長，使用脂肪的比例愈高，具有減肥的效果。

步行與胰島素阻抗

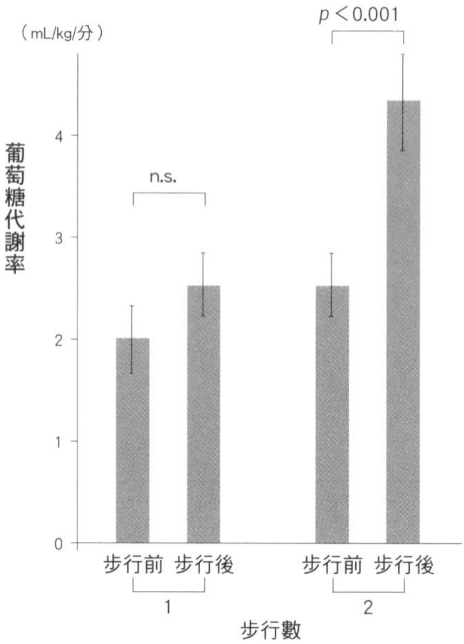

步行數
1 ：5000～10000步
2 ：10000～20000步

※持續步行能改善葡萄糖代謝率，但一天若走不到1萬步，則未達統計學上的顯著性差異（Statistical Significance，譯注：即一天若走不到1萬步，在統計學上無法證明步行前／步行後的葡萄糖代謝率有差異）。

※資料來源：《糖尿病運動療法指導入門 修訂第2版》（佐藤祐造編著），南江堂，2001。

持續做有氧運動還能加強心肺功能，更能將氧氣、養分送達身體各角落。當然，也能改善胰島素阻抗。

不過，我認為**健走並不適合做為糖尿病的運動療法**。

因為健走有運動量的問題。

一般而言，**要改善胰島素阻抗，1天必須走1萬5千～2萬步**。雖然是為了改善糖尿病，但每天花2～3小時走路並非易事。

依據日本厚生勞動省「平成29年國民健康、營養調查概要」，成人每天的平均步行數，男性為6846步，女性為5867步。事實上，男女皆無法達到專家所建議「每天1萬步有益健康」的目標。

無論男女，即使步行數為平時的2倍，也無法改善胰島素阻抗。因此，我不知是否該建議患者「不要健走」。

此外，大多數的糖尿病與前期患者都有肥胖的問題，或者年齡較長。這些人沒有體力長時間運動，步行太久容易對他們的膝蓋或腰造成負擔。

尤其是老人家，長時間步行會提高跌倒的風險，若因跌倒而骨折，就不得不長期臥床。

依據美國糖尿病學會的報告，高齡者的持久力訓練對治療肥胖的效果不彰。做30～40分鐘左右的有氧運動，只能消耗100～200大卡。

1碗飯約160公克，熱量約270大卡。

也就是說，**如果想減重，與其發奮走路1小時，不如晚上少吃1碗飯**。這樣比較輕鬆，減重的效果也比較大。

我在剛開始實施糖尿病運動療法時，也是建議患者健走。但總是徒勞無功，糖尿病似乎也不見改善。當時我建議患者每天走5000步，但有患者走了幾天之後就來向我哭訴：「醫生，我的腳好痛！」從那時起，我就不再建議患者健走了。

能降低血糖值的肌肉訓練，對高齡者而言輕鬆又安全

日本直到最近（2004年）才承認，肌力訓練能改善胰島素阻抗，但在臨床醫療現場，這種運動療法仍不普及。

即使是現在，通常都是在有氧運動無效時，才會以肌肉訓練做為輔助療法。

之所以會如此，最主要理由是，肌力訓練被認為是「危險的運動」。第二型糖尿病患者大都是高齡或過重者，一般認為這些人體力不足，會導致訓練時血壓上升。

這其實是嚴重的誤解。

肌肉訓練並不像大家想像的那麼危險。

有研究（※）調查各種運動每1000小時發生傷害的平均次數。結果顯示，足球、橄欖球等球類運動為15～81次，跑步為7．7次。至於肌肉訓練有多少呢？連1次都不到。

肌肉訓練是單純的重複動作，只要動作沒有錯誤，就是安全的運動。

會造成血壓升高也是誤解。

一提到肌力訓練，許多人腦海會馬上浮現手持槓鈴或啞鈴舉上舉下等嚴格訓練的畫面，但肌力訓練並非全都是這類運動。所有對肌肉造成負荷的訓練，都是肌力訓練。

第1章所介紹承載自己體重的7秒深蹲或7秒伏地挺身，當然都是肌力訓練。我們不需要為了使肌肉強壯，而讓肌肉承受太重的負荷強度，負載的重量只要能降低血糖值就夠了。

※The Epidemiology of Injuries Across the Weight-Training Sports. Incidence of Running-Related Injuries Per 1000 h of running in Different Types of Runners: A Systematic Review and Meta-Analysis.

如此一來，可以確實地保持住因年齡增長而日漸衰退的肌肉量。

血壓上升一說，可能是因為舉槓鈴時瞬間發揮爆發力這一點，令人印象深刻的緣故。不只肌力訓練，只要是將重物抬起時，都會產生這種現象。瞬間憋氣的使力動作，確實可能會讓血壓上升。

為了避免發生這種風險，做7秒深蹲時並不需要停止呼吸。

降低血糖的肌力訓練，最初就是為了無法健走的人所設計的運動療法。

大家所想像的那種嚴格的肌力訓練，照理說不可能長期持續，我不認為有嘗試的必要。

糖尿病患者的胰島素功能惡化部位，只發生在肌肉

我有十足的信心，深蹲可做為糖尿病的運動療法。因為「糖尿病是肌肉糖分代謝降低而引發的疾病」。

比較健康人士與第二型糖尿病患者的葡萄糖吸收率，就會知道糖尿病與肌肉的關係（左頁圖）。

從食物中攝取的醣類分解為葡萄糖，由各器官的細胞吸收，做為全身器官的能量來源。

圖的左側是健康人士的葡萄糖吸收率，可以看出肌肉占了壓倒性多數。

流入血液的葡萄糖，有8成是由肌肉所消耗的。

健康人士與第二型糖尿病患者的葡萄糖吸收率

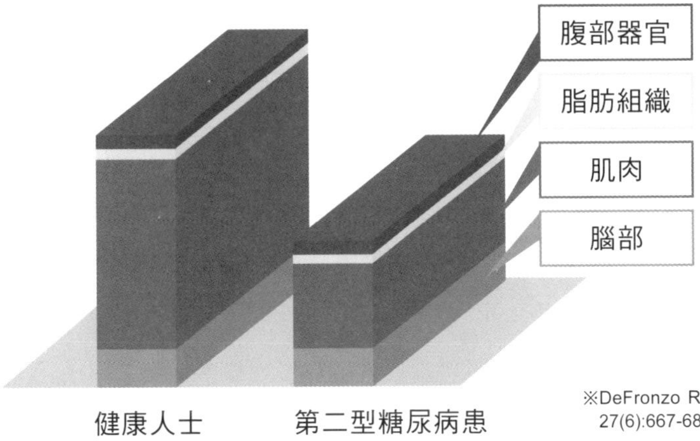

※DeFronzo RA:Diabetes 27(6):667-687, 1988

圖的右側是第二型糖尿病患的葡萄糖吸收率。

腹部器官、脂肪組織及腦部的比例與健康人士不相上下，肌肉部分則不到健康人士的一半。

由此可知，**第二型糖尿病患的腹部器官、脂肪組織及腦部的葡萄糖吸收率，與健康人士相差無幾**，這表示這些部位的胰島素功能並未惡化。

罹患第二型糖尿病的人，只有肌肉細胞發生胰島素功能惡化的情況。

這種狀況稱為胰島素敏感性（Insulin Sensitivity）低下。但與其說這是胰島素的問題，不如說是肌肉細胞的問題。

也就是說，如果能**提高肌肉細胞的胰島素敏感性，就能恢復胰島素功能，改善糖尿病。**

罹患糖尿病的原因來自肌肉，運動療法當然也要針對肌肉。

肌肉會因運動不足與年齡增長而持續衰退

超過60歲，糖尿病患便急速增加的理由之一，就是年長者肌肉量的減少。

因為肌肉會隨年齡增加而衰退。

肌肉量的顛峰時期是20～39歲，45歲後就會直線下降。在30～70歲的這40年間，大腿前側的大肌肉會減少一半，後側會少掉三分之一。

肌肉量隨年齡而產生的變化

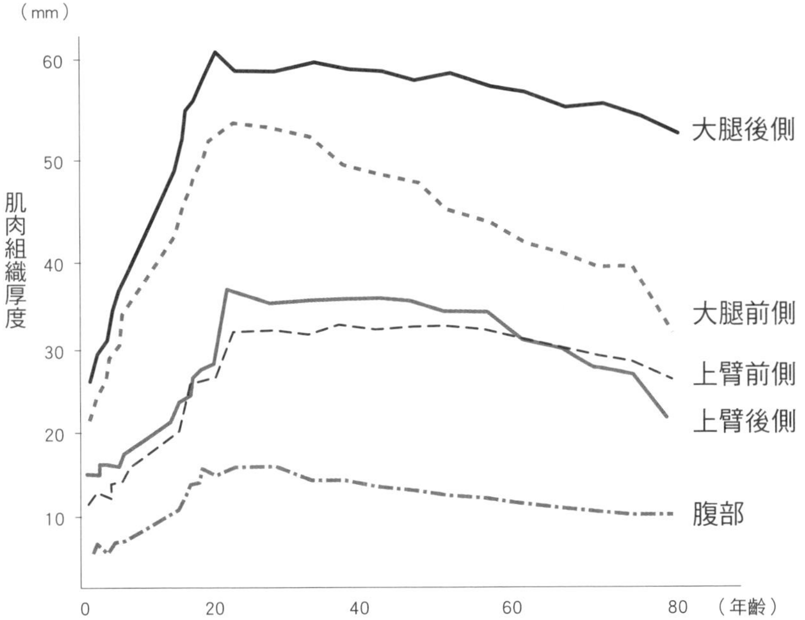

※Abe et al. 1995年製作

後側肌肉衰退較慢，是因為走路對後側的刺激比較大。在平坦的道路上，應該沒有人會每次都邁開大步、抬高腿走路吧！

肌肉的衰退會影響血糖值，是因為容易隨年齡退化的大肌肉，多數是快縮肌。

快縮肌含有大量肌糖原，會消耗許多熱量。大腿前側的股四頭肌有6成以上是快縮肌，少了一半，醣類的消耗量也會大幅減少。

除了年齡增加以外，肌肉衰退的另一個原因就是缺乏運動。快縮肌的特徵就是用進廢退。即使是運動選手，只要臥床1週，大腿的肌肉轉瞬間就會萎縮。

曾經用石膏固定骨折部位的人，應該都有拆除石膏後，發現患部萎縮的經驗。

如第1章所說，如果想避免罹患糖尿病，維持目前的肌肉量就可以了。因缺乏運動而肌肉減少的人，根本連維持現狀都談不上。

只要在生活中加上7秒深蹲，1週做2次，就能維持肌肉量。

飲食療法中，該注意的不是脂肪，而是醣類

現在先來談談能降低血糖的飲食吧！7秒深蹲加上飲食療法，能讓血糖值控制得更好。

第2章開頭提過，日本人的卡路里總攝取量有減少的傾向；脂肪、蛋白質，甚至醣類的攝取也都減少了。即便如此，第二型糖尿病人數仍有增無減，問題出在消耗最多醣類的肌肉上。

不過，多數醫師仍推薦患者以飲食療法為糖尿病治療的基礎。除了7秒深蹲外，我也會建議患者多注意飲食。

飲食之所以重要，是因為**減少醣類能抑制血糖值的上升**。此外，**如果能減少血液中的葡萄糖，也能提高運動療法的成效。**

另一個理由就是，**減少醣類也能讓胰臟休息**。

胰島素功能惡化，除了跟肌肉有關之外，還有胰島素本身的問題，主要原因在於醣類攝取過量。胰臟是依據血液中的葡萄糖量來分泌胰島素，如果每次進食都得大量分泌胰島素，將造成胰臟疲勞。

不攝取醣類，就不會形成高血糖。因此也有人提出極端的論點，主張不要攝取醣類。事實上，人完全不攝取碳水化合物，也不會有大礙。

肌肉發達、雄姿英發的萬獸之王獅子吃白米嗎？吃麵包嗎？沒有吧！漁獵時代的人類也不吃穀物，仍舊能生存下來。

碳水化合物雖然是三大營養素之一，但蛋白質含有必需胺基酸（Essential Amino Acid）、脂肪含有必需脂肪酸（Essential Fatty Acid），而碳水化合物並不含任何被稱為「必需」的物質。

必需胺基酸、必需脂肪酸是人類生存所需的營養素。被稱為「必需」，是因為人體無法自行製造，需要以飲食或其他方式由體外攝取。一般而言，我們攝取的養分約有6成來自碳水化合物，但實際上人體並不是非它不可。**人類要維持生命，需要的是水、蛋白質以及脂肪**。雖然也需要維他命與礦物質，但**幾乎不需要醣類**。

為什麼呢？因為我們的身體即使沒有葡萄糖，依然能夠製造能量。葡萄糖之所以受到重視，是因為脂肪與蛋白質製造能量需要一點時間，葡萄糖則能立即派上用場。

人體非醣類不可的，只有腦部的神經膠質細胞（Glial Cell）與血液中的紅血球。大家都說醣類是腦部重要能量來源，但腦部除了神經膠質細胞之外，其他部分的能量來源還包括由肝臟分解脂肪所產生的酮體（Ketone Bodies）。而紅血球的能量來源只有醣類，是因為它缺乏被稱為能量製造工廠的粒線體（Mitochondrion）。

人類生存所需最低限度的醣類，僅僅只有5公克。

一般來說，20大卡就夠了。

飲食療法只需控制晚餐的碳水化合物

白飯和炒飯，哪種對糖尿病比較不利？

炒飯是用油來炒，似乎比較不適合糖尿病患，但其實恰恰相反。因為炒飯是用油包覆在米飯表面，進入人體之後，反而不會讓血糖急速上升。

糖尿病的飲食療法中有「限制熱量」的概念，但日本人卡路里總攝取量減少，糖尿病病患卻與日俱增。這個事實讓我們知道，限制熱量毫無意義，也使人們對於脂肪的看法大為改觀。

一般人對膽固醇印象不佳，但膽固醇是血管壁、腦部組織、荷爾蒙等的原料。現在大家也漸漸知道，攝取再多含膽固醇的食物，血液中所含的膽固醇也不會超過2成。

其餘8成的膽固醇是由肝臟製造的。飲食中若沒有攝取膽固醇，不足的部分還是得由肝臟供應。因為對人體而言，膽固醇是相當重要的成分，所以必須由體內製造。

飲食療法要控制的不是脂肪，而是醣類。

不過，**限制醣類簡直難如登天**。

因為我們從小吃飯吃到大，身體已養成對醣類的依賴。

有人說，**醣類對腦部的刺激比毒品還強**。

有研究者用天竺鼠進行了以下實驗。

首先，讓天竺鼠飲用溶有古柯鹼的水與糖水。然後，把古柯鹼水與糖水放在天竺鼠面前，看牠們選擇哪一種。結果，牠們選了糖水。

毒品的問題在於會上癮，但**身體對醣類的依賴比會上癮的毒品還要強**。女性戒不了甜食，從某種意義來看，也可說是「醣中毒」。

運動療法＋飲食療法的效果

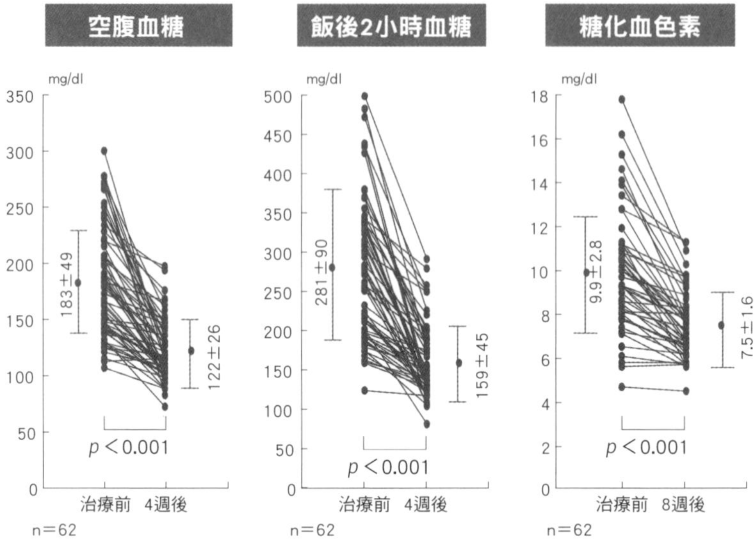

※宇佐見啓治，〈肥胖的第二型糖尿病患者之肌力訓練效果〉第15屆日本肥胖學會紀錄，103-105，1994

我們的身體既然已經養成對醣類的依賴，要完全不攝取醣類就是不可能的事。對嗜吃拉麵的我來說，戒醣類實在不太人道。實際上，許多美食都含有醣類。**極端限制醣類只會造成壓力**，還會使精心安排的飲食療法難以持續。要改善糖尿病、脫離糖尿病前期的行列，並不需要做到清心寡欲的地步。

只要持續做7秒深蹲，晚餐也忍住少吃1碗白飯，就能讓血糖值下降，穩定維持在正常範圍內。所以，請大家把飲食療法與運動療法當做一整套的治療方案吧！

只要確實持續實行運動療法＋飲食療法，4週後，空腹血糖值、飯後2小時血糖值、被視為糖尿病指標的糖化血色素值，都可望獲得改善。

糖尿病治療的劃時代新藥物——用藥物限制醣類

據稱可大幅改變糖尿病藥物療法的新藥「SGLT2抑制劑」（Sodium Glucose Cotransporter 2 Inhibitors，簡稱 SGLT2 Inhibitors）已研發完成。

這種藥物可說是用藥來限制醣類。

過去的糖尿病藥物，都是藉由刺激胰臟，促進胰島素的分泌，進而提高肝臟、

肌肉、脂肪細胞對胰島素的敏感性，來達到降低血糖值的目的。

胰島素治療也可用體外注射的方式來降低血糖值。

總之，就是在血液中注入大量胰島素，以提高細胞吸收葡萄糖的機率。

不過，這種方法有一個問題。

胰島素這把鑰匙，不只會打開肌肉細胞，也會打開脂肪細胞的大門。也就是說，如果不在飲食中確實控制醣類，就會使人發胖。

尤其若是使用刺激胰臟的藥物，不但會使人因發胖而降低胰島素敏感性，也會讓需要休息的胰臟負擔更大。

從前的糖尿病治療藥物

促進胰臟分泌胰島素，改善脂肪組織、肌肉、肝臟對胰島素的敏感性，提高細胞對葡萄糖的吸收率，以降低血糖值。

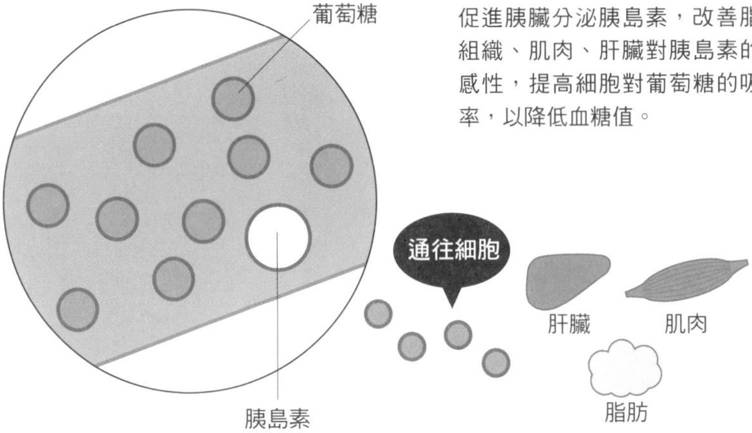

SGLT2抑制劑

透過腎臟的作用，將血液中滿滿的葡萄糖由尿液排出，以降低血糖值。

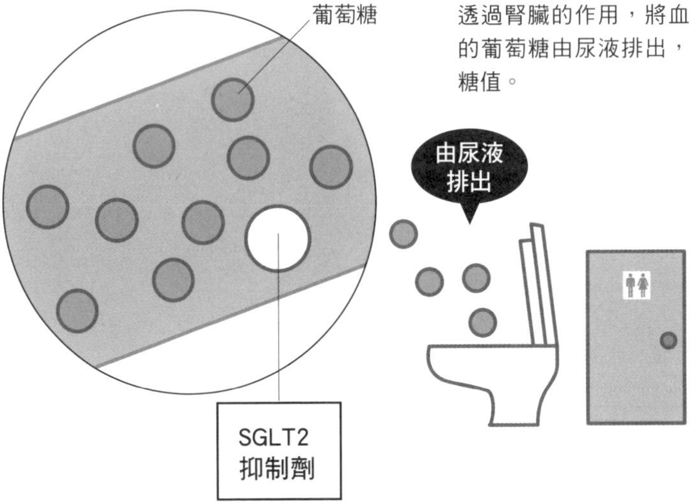

SGLT2 抑制劑則是利用完全相反的方式，來降低血糖值。

它不是讓血液中滿滿的葡萄糖由細胞吸收，而是將其排出體外。

經由藥物對腎臟的作用，將過量的糖經由尿液排出，使體內不殘留多餘的醣類，所以也可說是用藥物限制醣類。

SGLT2 抑制劑的副作用少，不但可降低血糖，也有預防心臟衰竭、腎臟病及脂肪肝的效果，在全世界都備受矚目。

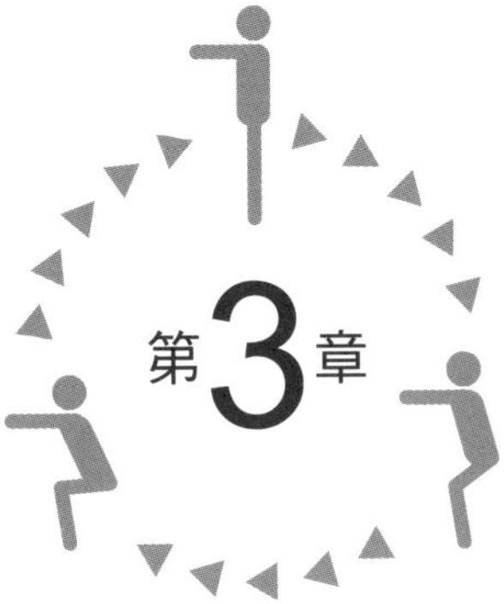

第3章

7秒深蹲的效果，讓實踐者都嚇一跳！

7秒深蹲
提高糖尿病的改善成果

自1994年起，我採用7秒深蹲作為糖尿病的運動療法，至今已25年了。現在的「7秒深蹲」是在大約10年前研發完成的。之後，凡是來門診的患者，我都個別教他們如何做7秒深蹲。自己的診所開業後，也會請病人為了自己的健康，在診所的運動教室或家裡練習7秒深蹲。

7秒深蹲的研究能持續25年之久，最主要的原因，就是它能大幅提升改善糖尿病的成果。當然，信任我的患者努力地練習7秒深蹲，也是重要的原因之一。

7秒深蹲實際上的效果如何？第3章將分享我所教導過的9位患者的經驗。

不但血糖值改善，連肩膀痠痛都治好了！

山本惠美子（化名）73歲・女性

我是因為健康檢查時發現血糖值太高，才到宇佐見醫師的診所看診。

當時，我每天昏昏欲睡，連往常處理得乾淨俐落的家事，也提不起勁來做。**為了身體健康，我每星期健走3次，也繼續跳土風舞。但不知為何，身體還是輕鬆不起來**，所以就去做了健康檢查。

結果出來，空腹血糖值186mg／dℓ，糖化血色素7.9％，確定罹患糖尿病。跟熟悉糖尿病的朋友討論後，朋友建議我去醫院，可以的話就住院，至少要開始打胰島素。

但是我不想住院，也不想打胰島素。

於是，我就改看據說可用7秒深蹲治療糖尿病的宇佐見醫師。

一開始，我不太相信7秒深蹲能改善高血糖。我維持健走、跳土風舞的運動習慣已經持續10年以上，對於要不要做7秒深蹲，我抱持懷疑的態度。

所以，我也請醫師開立降血糖的處方藥物。後來聽醫生說，不少人跟我一樣，懷疑只做7秒深蹲是否有效，所以還是都請醫生開藥。

飲食方面，醫師只叮嚀一件事：「**晚餐時不要吃白飯**。」這對視白飯如命的我來說壓力不小，但要降低血糖值，又不想住院跟打胰島素，也只好忍耐口腹之欲。

也就是說，**我的糖尿病對策就是7秒深蹲、晚餐不吃白飯，加上降血糖藥物**。

3個月後，7秒深蹲的效果出現了。

我的空腹血糖值降到117mg／dℓ，糖化血色素降到6.4%。之後，**血糖值漸趨穩定，2個月後停了降血糖藥**，血糖值也不再上升。

7秒深蹲的效果不僅如此。

它還**治好了困擾我多年的肩膀痠痛**。而且，有做7秒深蹲的晚上總是**睡得特別地好**。

進一步說，就是**下半身肌力似乎增強了**。前幾天，我不小心在樓梯滑倒，但並沒有骨折，而且大約過了10天就不痛了。肌肉經過鍛鍊，即使年過70，還是可以變強壯呢！

只要我的身體還能動，我都會繼續做7秒深蹲。

○7秒深蹲的效果（實行3個月後）

・空腹血糖值 186㎎／㎗↓117㎎／㎗
・糖化血色素7.9％↓6.4％
・體重63公斤↓56公斤
・肩膀痠痛消除
・下半身肌力提升

7秒深蹲使我的膽固醇指數恢復標準

田中朱美（化名）70歲・女性

我有運動習慣，每週固定健走1～2次，但定期健康檢查時，空腹血糖值、糖化血色素、壞膽固醇（LDL，低密度脂蛋白膽固醇）的數據都超標，**被判定「需要治療」**。

平時除了健康檢查，我很少去醫院，所以連吃藥都讓我心生排斥。於是，我前來諮詢宇佐見醫師。

第一次看到7秒深蹲的動作時，我覺得我不可能做得到，因為我有膝痛的老毛病。但依照醫師的指示慢慢做，膝蓋並沒有疼痛的感覺。於是，我迫不及待地，隔天馬上開始做1週2次的7秒深蹲。**2個月後，居然出現驚人的成果**。我的**空腹血糖值、糖化血色素、壞膽固醇指數竟然全都恢復標準值！**這段期間，除了聽從醫囑，小心避免鹽分與碳水化合物過量之外，我只做了7秒深蹲。光是如此就有這麼好的效果，讓我嚇了一大跳！

除此之外，半夜起床上廁所的次數也從3次減為1次。睡覺時常有尿意來襲，應該是因為糖尿病的關係。我想，尿意減少也可說是7秒深蹲的效果。

在被判定「需要治療」時，我不輕易依賴藥物，靠7秒深蹲與飲食控制，改善了血糖值與壞膽固醇指數。對此，我心中充滿感激。

○7秒深蹲的效果（實行2個月後）

- **空腹血糖值117mg／dℓ↓95mg／dℓ**
- **糖化血色素6.9%↓6.1%**
- **壞膽固醇指數149mg／dℓ↓129mg／dℓ**
- **半夜上廁所次數減少**
- **膝蓋疼痛減輕**

克服糖尿病，從肥胖變結實

池本豐（化名）63歲・男性

我接受過生活習慣疾病健診指導，但依舊放縱自己。結果在3年後的**全身健康檢查時，被診斷為糖尿病**。不過，還不到需要治療的程度。當時的我，看起來就像是有不良生活習慣疾病的人。肚子一大圈肥油，褲子、襯衫一年比一年緊繃，根本就是代謝症候群（Metabolic Syndrome）的形象大使。就是在那個時候，我去看了宇佐見醫師。

宇佐見醫師開門見山就說：「**糖尿病不需服藥，靠運動就能克服。**」但我之前聽到的是，一旦得了糖尿病就治不好了，必須一輩子與它共處。所以，在那當下我並不相信宇佐見醫師的話。

不過，我仍然決定嘗試7秒深蹲，因為它是醫生親身實行的運動療法。另外，我也怕一旦開始依賴藥物，就終生離不開藥。所以也可以說，**我開始做7秒深蹲，是抱著「抓住最後一根稻草」的心態**。

我沒信心可以自己一個人堅持下去，所以參加了醫生開設的運動訓練班。我的選擇果然是對的。原本沒有運動習慣，只是興之所至散散步的我，第一次做7秒深蹲時怎麼做都做不好。

即使刻意慢慢做，但總會不自覺地加快速度，膝蓋又超出腳尖、身體前傾……。醫師常在眾人之中指出我的姿勢或動作錯誤，再逐步幫我矯正姿勢。

7秒深蹲有立竿見影的效果。大約過了1星期，我洗完澡往鏡子一看，發現不知何時肚子縮小了。站上體重計一量，竟然掉了1公斤。**1個月後的健康檢查，所有數值都比全身健康檢查時還低**。這時，我才相信7秒深蹲的效果；也因為如此，我才能持之以恆地做7秒深蹲。

現在，我已經習慣每週做3次7秒深蹲。星期一和星期五在運動教室，星期三在家裡。當然，對飲食也很注意，控制碳水化合物的攝取，每餐只吃8分飽。對過去總是吃到撐的我來說，剛實行時覺得有點壓力，但現在已經習以為常。

拜7秒深蹲之賜，我不但健診數值穩定維持標準，連身材也變得結實。現在我的西裝尺碼在M到L之間，以前的西裝都穿得下了。體態變得輕盈，也能從事登山、桌球、羽毛球等運動。「**7秒深蹲救了我**」，就是我現在的心聲。

○7秒深蹲的效果（實行2個月後）

- 空腹血糖值142mg／dℓ↓110mg／dℓ
- 糖化血色素7.2％↓5.4％
- 體重67.8公斤↓60.7公斤
- 體脂肪23.1％↓17.7％

7秒深蹲讓我不用打胰島素

大久保幸造（化名）83歲・男性

2年半前，我經常覺得異常口渴，不管喝多少水，還是口乾舌燥。這段期間，我並沒有為了減肥而運動或控制飲食，體重卻急速減輕。

我擔心自己得了癌症，便到醫院檢查。

醫師告訴我，我得了糖尿病。

我的糖化血色素是9．5％，遠遠超過標準值。於是，醫師開了降血糖藥給我，還說：「如果吃了藥，血糖值仍無法下降並維持穩定，就必須打胰島素。」**我非常討厭打針，所以無論如何也想避免打胰島素。**

我跟家人商量，家人推薦我去看宇佐見醫師。
醫生說，我得了代謝症候群，再加上下半身肌肉衰退，正是糖尿病惡化的溫床。
這些情況我之前都沒有意識到。
剛開始做7秒深蹲，對80歲的我來說確實有點難度。我費了很大的勁，才勉強做了7次。直到參加運動訓練班1個月後，我才有辦法做到10次。
過了5個月之後，令人欣喜的結果出來了。我的**糖化血色素從9.5%降到6.4%，已屬於正常範圍**。所以，也沒必要打胰島素了。持續做7秒深蹲，不但代謝症候群治好了，腰、腿也不像從前那麼胖。我都80歲了，肌肉還變得比以前更強壯呢！

○7秒深蹲的效果（實行6個月後）
- **空腹血糖值** 406mg／dℓ↓91mg／dℓ
- **糖化血色素** 9.5%↓6.4%
- **體重** 86公斤↓83公斤

7秒深蹲在3個月內快速改善我的血糖值

須藤今日子（化名）53歲．女性

受宇佐見醫師的照顧，已經有15年了。他一開始幫我看的不是糖尿病，而是高血壓。由於當時血壓有點高，他幫我開了降血壓藥。

之後，因為**公司健檢時發現血糖值異常**，我又慌慌張張地來到宇佐見醫師的診所。當時我的空腹血糖值374mg／dℓ，糖化血色素10.7％，都遠超過正常值。

醫師聽我敘述日常生活情況，臉上露出「應該是糖尿病」的表情。

我的飲食以麵包、麵條等醣類為主，幾乎沒有運動習慣，出門大都坐車。**既沒運動，醣類攝取又過量，難怪血糖值會上升。**

醫師先建議我減少醣類，多吃魚、蛋及大豆食品。因為血糖值太高，所以也開了降血糖藥，再來就是要我做7秒深蹲。

醫師教了我7秒深蹲的練習方法，我也開始參加運動訓練班。**因為沒有活動身體的習慣，一開始會感到手足無措，但習慣之後，就發現活動筋骨是件快樂的事。**漸漸地，我覺得只要做7秒深蹲，就能讓我恢復健康。

結果，**3個月後，我得到的數值令人欣慰**。空腹血糖值降為110mg／dℓ，糖化血色素降為6.3％，簡直是突飛猛進。再過1個月，連藥都停了。看到這驚人的成果，醫生也感到喜出望外。

○7秒深蹲的效果（實行3個月後）

・空腹血糖值 374mg／dℓ↓110mg／dℓ

・糖化血色素 10.7％↓6.3％

不動如山的數值輕而易舉地降下來了

米野定孝（化名）71歲・男性

我去找宇佐見醫師看診前，是在其他醫院治療糖尿病。不過，**糖化血色素一直無法穩定維持正常**，醫師也只會給我降血糖藥。當時心中不禁想像，再這樣下去，不久就要開始打胰島素，然後走到最糟的洗腎那一步。無論如何，我都要避免朝這個方向發展，便拼命尋找能解決問題的人。最後，我找到了宇佐見醫師。

諮詢宇佐見醫師時，他豪爽地說：「做7秒深蹲就可以改善喔！」我相信他的話，努力地做7秒深蹲。**3個月後，糖化血色素降到前所未有的低數值**。之後，數字繼續維持穩定，我想，再不久應該就可以停藥了。

○7秒深蹲的效果（實行3個月後）

・糖化血色素6.4%↓6.0%

光做7秒深蹲，我的糖尿病就改善了

阿部裕二（化名）39歲・男性

我的糖化血色素原本是6.9%，但2年前突然暴增到11.1%。我原本就在宇佐見醫師的診所治療高血壓，便火速前往諮詢。結果醫生說，我的問題可能是長期運動不足、全身肌肉衰退所引起的。

光由數字判斷，一般人可能會住院治療。但宇佐見醫師認為我才30多歲、身體還有分泌胰島素的功能，**只要做7秒深蹲就可以改善**。我也不想住院，於是發憤圖強開始做7秒深蹲，每週2次。複診時，我的糖化血色素值已經下降了。5個月後，已降到5.4%，並維持在穩定狀態。我非常感謝宇佐見醫師。

○7秒深蹲的效果（實行5個月後）

・糖化血色素11.1%↓5.4%

3個月內糖化血色素幾乎恢復標準

增田智子（化名）63歲・女性

幾年前開始，因為東日本大地震的影響，務農的工作無法持續，便改去工廠打工。健康檢查時發現有糖尿病，**糖化血色素值為8.3%**，健檢醫師建議我立刻治療。於是，我來到了宇佐見醫師的診所。

醫師認為，因為我在工廠工作，身體活動減少，再加上因為壓力而食量增加，才會得到糖尿病。於是我馬上改變飲食習慣，減少醣類，並且開始做7秒深蹲。**糖化血色素在2個月後降為7%，3個月後更降為6.5%**。不吃藥就能改善糖尿病，實在是太好了！

○7秒深蹲的效果（實行5個月後）

・糖化血色素 8.3%→6.5%

不但血糖值改善，體重也減了17公斤

西田隆文（化名）44歲・男性

到宇佐見醫師的診所看診時，我的體重是100公斤，屬於肥胖體型，而且還有糖尿病的併發症──勃起功能障礙（Erectile Dysfunction，簡稱ED）。至今我仍然記得當時醫生說：「沒問題，可以改善！」宇佐見醫師的治療方式包括飲食療法──限制醣類、服用降血糖藥物，並同搭配運動療法──7秒深蹲。結果成效立見，**糖化血色素以每個月1～2％的速率下降，4個月後，已降到6.8％；體重共減了17公斤**，變成83公斤。停藥應該是指日可待了。

○7秒深蹲的效果（實行4個月後）

- **糖化血色素11.8％↓6.8％**
- **體重100公斤↓83公斤**

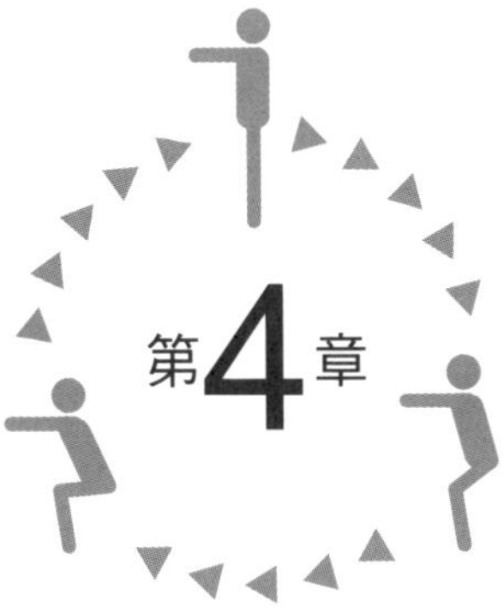

第4章

想要長壽，減重不如肌力訓練

7秒深蹲健康法
讓你永保活力

7秒深蹲不只可以改善糖尿病，還能打造健康、長壽的體質。

大家應該都聽過「衰弱」、「肌少症」和「運動障礙症候群」吧？

我想，應該也有人是因為最近媒體經常報導，才接觸到這類話題。衰弱並非疾病名稱，而是因年齡增長而身心衰退的狀態。

人在衰弱時容易生病或受傷，連一點點壓力都承受不住。一個不小心，生活可能就需要人照護了。

衰弱、肌少症
與運動障礙症候群

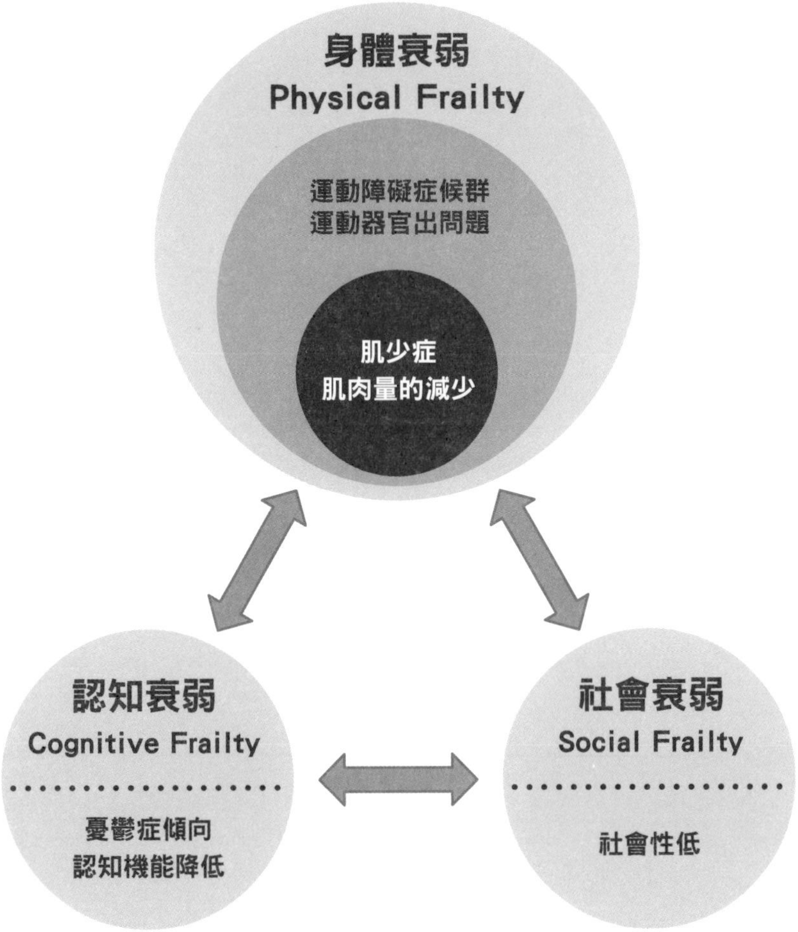

肌少症是指因年齡增長，肌肉明顯衰退的狀態。運動障礙症候群指除了肌力降低，還有因為關節退化、平衡感變差而導致運動功能減退。

肌少症、運動障礙症候群與衰弱的差異，在於前兩者只限於身體功能的降低。不過，肌少症、運動障礙症候群也可能提高衰弱的風險。因為肌力與運動功能衰退會導致活動量減少，與社會的接觸也會隨之減少，使人們的心理狀況惡化。此外，活動量降低也會使食量減少，使人陷入慢性營養不良的狀態，形成容易生病的體質。

7秒深蹲能夠維持肌肉量，預防肌少症與運動障礙症候群，為你打造活力滿滿的身體！

想要健康長壽，減脂不如增肌

肌肉的減少與肥胖，都會提高死亡風險。

根據調查，在40～80歲之間，男性肌肉量會減少10.8％，女性會減少6.4％；男性的內臟脂肪會增加42.9％，女性則會增加65.3％。醫學雜誌《Lancet》進行了400萬人的大規模調查，結果顯示，過度肥胖將使死亡率增加171％。

下頁圖片是肌肉量與脂肪量的矩陣圖。

圖中顯示，死亡率最低的是肌肉量多、脂肪量少的區域（D）。而死亡率最高的是肌肉量少、脂肪量多的區域（A）。

由此可知，**想要健康長壽，就必須進行肌力訓練，增加肌肉量；同時也必須減重，以減少脂肪量。**

肌肉量少、脂肪量多者，
死亡率最高

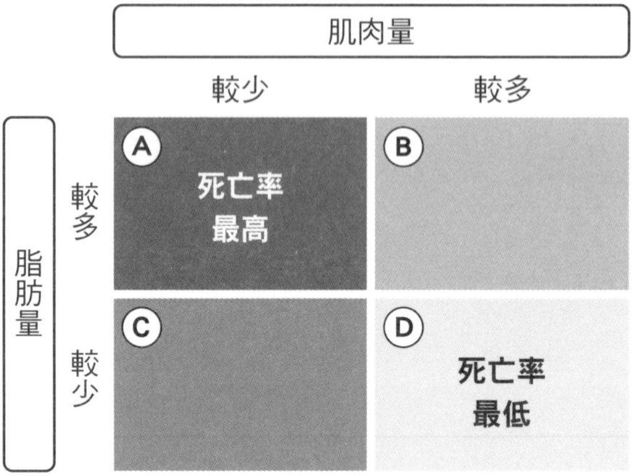

肌肉與脂肪皆多者，
比肌肉與脂肪皆少者死亡率低

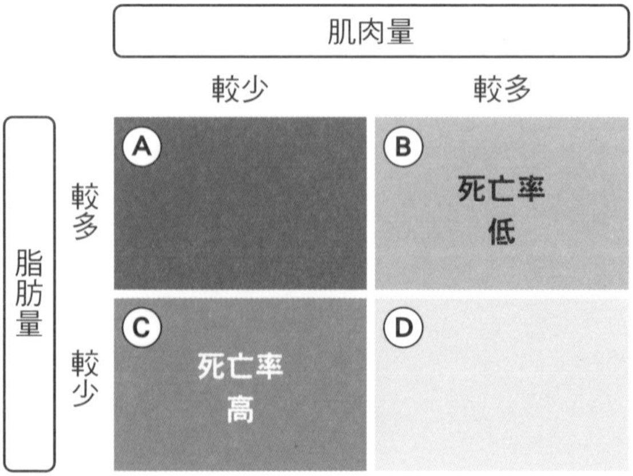

不過，肌力訓練與減重要雙管齊下，是非常困難的事。沒有運動習慣的人或高齡者，可能一聽到就決定放棄。

這時候你可以想一想，肌肉與脂肪皆多者和肌肉與脂肪皆少者，哪一類的死亡率比較低呢？

英國進行了一項40萬人的調查，結果顯示，死亡率較低的是肌肉與脂肪皆多者。也就是說，**與其減重，不如做肌力訓練**。

想要健康長壽，比起減少脂肪，還是先鍛鍊肌肉吧！

7秒深蹲減醣又減脂，幫你有效減重

7秒深蹲也有減肥效果。

人會發胖，是因為攝取的熱量多於消耗的熱量。

坊間有各式各樣的減重法，大致可分為兩類；一種是減少攝取的熱量，一種是增加消耗的熱量。前者的代表是限制醣類或熱量，後者則是有氧運動。

7秒深蹲也屬於後者。

前文討論葡萄糖吸收量的問題時，已經提過醣類最大的消耗器官是肌肉。**如果因為年齡增長、缺乏運動而使肌肉衰退，所消耗的熱量也會相應減少。**

假使食量不變，也會逐漸發胖。

7秒深蹲可維持肌肉量，如果能養成做7秒深蹲的習慣，熱量便能固定被消耗掉；想減肥的話，只要稍微節食就可以了。

請大家記得，**有氧運動是減肥的「雙面刃」**。甚至有人說，「想減肥就不要走路」。

有氧運動能燃燒脂肪是事實；因為要製造運動所需熱量，必須燃燒體內累積的脂肪。**不過，有氧運動做得愈久，愈容易形成易胖體質。**

在漁獵時代，尚未進入農業社會時，人類在活動時會盡可能減少熱量的消耗，這種生活方式比較適合當時的狀況。

當天沒用完的熱量，身體就會先儲存起來。

一般認為，人體之所以會把多餘的葡萄糖轉變成脂肪累積在體內，這樣的機制就是在當時形成的。

也就是說，漁獵時代的人類，身體的每個部位都會提高警覺，以免熱量被白白浪費掉。有氧運動所打造的正是這樣的身體。所以，**有氧運動做得愈多，身體的熱量便愈難消耗。**

把人體比喻成車輛，或許大家會比較容易理解。**有氧運動打造的身體就像節能車，肌力訓練等無氧運動打造的身體，就像是將排氣量1000cc左右的小型車改裝成超過3000cc的跑車。**

汽油相當於人體的體脂肪。跑車除了在行駛時會耗油，連低速空轉時也會耗油；就像人整天躺著耍廢，體脂肪卻會逐漸減少一樣。而節能車必須加足馬力行駛，消耗的汽油才能跟跑車一樣多。

哪種車比較像不易胖體質？當然是跑車了。若攝取相同的熱量，節能性愈高的體質就愈容易發胖。持續疾駛雖然也能消耗汽油，但要人花好幾小時做有氧運動，恐怕不切實際；對年長與稍微肥胖的人而言，更是難上加難。

鍛鍊肌肉可防止骨骼老化，避免骨折與跌倒

7秒深蹲也可以讓人避免陷入長期臥床的處境。

前文提過，肌少症與運動障礙症候群可能會使人生活需要照護；因為肌肉或運動功能衰退，就會提高骨折、跌倒的風險。

生活需要照護的四大原因，第一是中風，第二是失智，第三是老邁衰弱，第四就是跌倒骨折。

高齡者跌倒的場所大都在家中。

地面如果有一點高低差就會使人步伐不穩、失去平衡；或者肌肉、運動功能衰退，就會容易跌倒。健康的人也許很難想像，骨折其實很容易發生。

高齡者骨折、跌倒的可怕之處，就在於可能讓人在某天忽然住進醫院，然後就

生活需要照護的主因

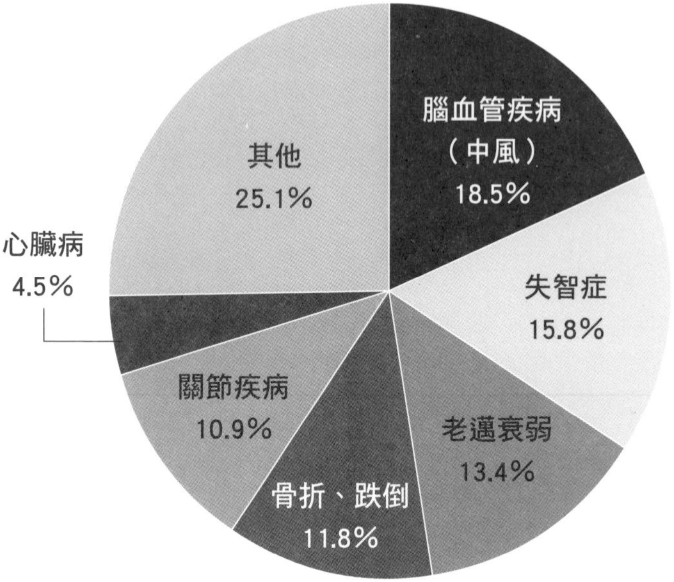

※資料來源：日本厚生勞動省「平成25年國民生活基礎調查」

進入長期臥床的狀態。

高齡者跌倒容易骨折，是因為骨骼老化。

骨骼跟肌肉一樣，都會因為年紀增長而退化。

尤其是女性，隨著更年期的到來，女性荷爾蒙分泌量減少，使骨骼老化速度加快；這就是骨質疏鬆症被稱為女性疾病的原因。

要防止骨骼老化，維持肌肉量是非常重要的事。

要維持健康的骨骼，就必須給予骨骼刺激。為了達到這個目的，我們必須盡可能維持足以運動的肌肉量。

多活動身體，至少走走路、輕鬆跑步，或者爬樓梯，都有助於骨骼的健康。

為了避免長期臥床，就要鍛鍊肌肉，保持身體行動自如。

光是每週做2次7秒深蹲，就能預防骨折與跌倒。

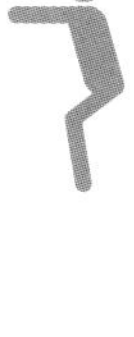

活動自如的身體能刺激腦部，防止認知功能降低

維持身體行動自如，也能預防失智。

日本65歲以上人口約占總人口的四分之一。其中，100歲以上者竟超過7萬人。現在已進入名副其實的「人生百年」時代。

失智症與高齡化社會密不可分。平成29年度（2017年）的高齡白皮書預估，**到了2025年，5人之中將會有1人罹患失智症**。而7秒深蹲也能預防失智症。

失智症的原因仍須進一步研究，但一般認為，因運動功能衰退而使行動範圍縮小，可能是原因之一。

身體活動減少，與人說話的機會亦隨之降低，對腦部的刺激也會減弱，這或許

65歲以上人口比例之變遷

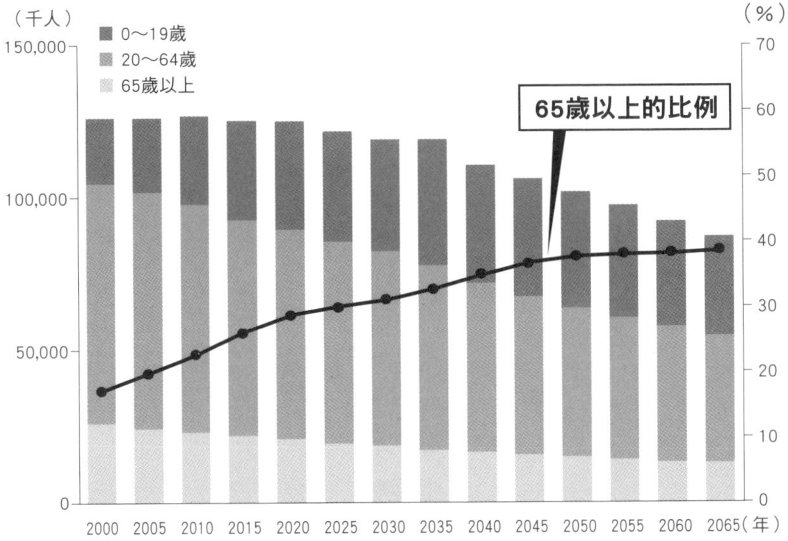

※資料來源：國立社會保障・人口問題研究所《人口統計資料集》

失智症患者人數變遷

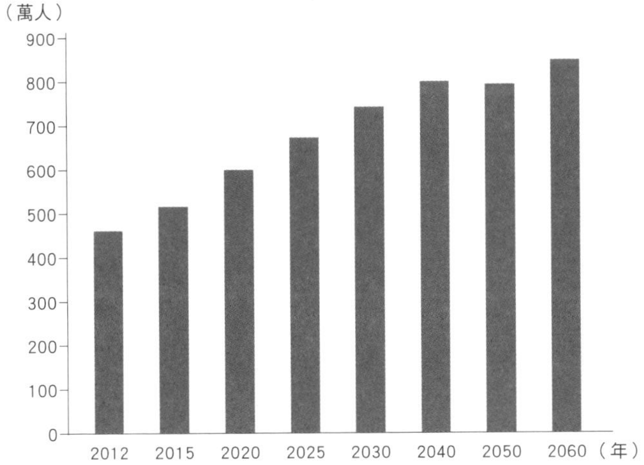

※資料來源：《日本高齡人口失智症的未來推估研究》

也是造成失智症的原因。

最近，以運動提升認知功能的研究相當盛行。依據筑波大學的研究，光是進行10分鐘健走之類的中強度運動，就足以提高腦部認知功能。

目前，預防失智症的運動主要是健走等有氧運動。

再提醒大家一次，**要維持走得動的身體，就需要有走得動的肌肉量**。如果因年長或缺乏運動而肌力減退，就會連走路都沒辦法。

因此，在身體還健康時開始做7秒深蹲，維持肌肉量，就是非常重要的事了。

如果你因為肌肉退化而無法行走，那就來做7秒深蹲，恢復走路所需要的肌肉量吧！

預防動脈硬化，避免中風與心肌梗塞

高血糖狀態若長期持續，葡萄糖就會使血管受損，漸漸形成動脈硬化。動脈硬化最嚴重的狀況，就是引發心肌梗塞與腦中風。

7秒深蹲能改善高血糖，所以也能預防動脈硬化。

此外，7秒深蹲還有促進肌肉分泌「肌肉激素」（Myokines）的效果。

肌肉激素是肌肉分泌的荷爾蒙總稱，共有20種以上。

肌肉激素的健康效果有待進一步探究，不過，目前已確定有防止動脈硬化、促進脂肪分解、提高免疫力等效果。

肌肉激素有兩種類型；一種在日常分泌，一種在肌肉活動時分泌。一般來說，要增加肌肉激素，就要鍛鍊肌肉量多的下半身。

7秒深蹲正是可增加肌肉激素的訓練。

高血糖狀態長期持續，對身體沒半點好處。不但會發胖，還會引發各種生活習慣疾病與其他致命疾病，而每週2次的7秒深蹲能改善這種狀態。

7秒深蹲不但可讓血糖值下降並保持穩定，也能讓身體維持活力充沛。

被診斷為糖尿病時，千萬別輕言放棄。即使血糖相關指數超過標準，也不需要害怕。只要持續做7秒深蹲，你的血糖值就會飛快地降下來。

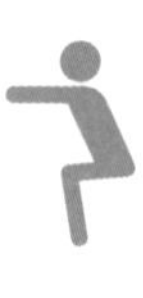

結語

與肌力訓練的邂逅，要回溯到我剛當上醫生的時候。

進入醫局（編注：日本醫療體系中的行政組織）後，因為沒有時間與球伴一起運動，學生時代打了6年的羽毛球只好中斷。

對於想繼續運動的我來說，這是相當大的挫折。無論如何，我都想讓身體有機會活動。於是，我開始到附近的健身房報到。

開始做肌力訓練，並不是因為興趣，而是因為剛好那間健身房練健美的人比較多。漸漸地，我也感受到藉由訓練增加肌肉的樂趣。

雖然這是題外話，但我開始肌力訓練5年後，也參加了健美比賽。

或許也是因為我擁有肌力訓練的相關知識，才會選擇深蹲作為糖尿病的運動療法吧！

不過，7秒深蹲在研發完成前，也經過無數次的試驗。

做7秒深蹲是為了治療糖尿病，但要沒有運動習慣或不擅長運動的人開始運動，簡直比登天還難。

對於運動療法，我謹記三件事：要簡單、安全，而且能持之以恆。首先考慮的是，要鍛鍊哪個部位？

我想，鍛鍊大肌肉會比較有效，那就選擇大腿、胸部、背脊好了。不過，如果要同時鍛鍊三個地方，患者恐怕會心生抗拒。所以，我便想先從能負荷自身體重的動作開始，集中鍛鍊大腿與胸部，所以，就選擇大家熟悉的深蹲與伏地挺身。

這個構想花了15年時間才告全部完成。

站立時，最適當的雙腳距離是多遠呢？7秒深蹲的雙腳距離大於一般深蹲，是因為這樣才不會讓膝蓋產生負擔，又能發揮最大的效果。

手臂向前伸出是為了保持身體平衡。一般做深蹲時，手有時會放在頭或腰部；但為避免身體失去平衡而跌倒，手向前伸是比較理想的方式。

為避免停止呼吸，邊出聲數秒數邊做動作、花3～4秒下蹲等，都是改良後的形式。

最了解7秒深蹲效果的人，應該是我診所裡的運動教室學員。運動教室能開設20年之久，參加的人數愈來愈多，就是因為7秒深蹲是既安全又能長期持續練習的運動，參加者也都認為很有效果。我們的運動教室每週舉行2次，是從傍晚開始，但大家總是在半小時前就集合，而且臉上都洋溢著笑容。

希望透過本書，能將這樣的笑容傳達給讀者們。

後記～新冠肺炎（COVID-19、武漢肺炎）帶來前所未有的危機

根據報告，新冠肺炎目前大都能在輕症階段治癒；但若是糖尿病患者，則容易轉為重症。在家裡就能做的7秒深蹲，幾個月內就能讓血糖值穩定。我想，被診斷為糖尿病患者或在意血糖值的人，做7秒深蹲對防止新冠肺炎應該多少能發揮一些作用。

2020年4月
宇佐見啓治

7 秒深蹲・降血糖

一次 7 秒！高齡、過重、膝腿無力也能無痛練習的改良版深蹲

血糖値がみるみる下がる！ 7 秒スクワット ~1 回 7 秒！薬に頼らずヘモグロビン A1c が下がる！

作　　者　宇佐見啓治
譯　　者　林雯
封面設計　Zooey Chou
內頁排版　高巧怡
行銷企劃　蕭浩仰、江紫涓
行銷統籌　駱漢琦
業務發行　邱紹溢
責任編輯　劉淑蘭
總 編 輯　李亞南
出　　版　漫遊者文化事業股份有限公司
地　　址　台北市大同區重慶北路二段88號2樓之6
電　　話　(02) 2715-2022
傳　　真　(02) 2715-2021
服務信箱　service@azothbooks.com
網路書店　www.azothbooks.com
臉　　書　www.facebook.com/azothbooks.read
發　　行　大雁出版基地
地　　址　231新北市新店區北新路三段207-3號5樓
電　　話　(02) 8913-1005
傳　　真　(02) 8913-1056
劃撥帳號　50022001
戶　　名　漫遊者文化事業股份有限公司
初版一刷　2021年2月
二版一刷　2023年12月
定　　價　台幣320元

ISBN　978-986-489-876-3

國家圖書館出版品預行編目 (CIP) 資料

7 秒深蹲・降血糖：一次7 秒! 高齡、過重、膝腿無力也能無痛練習的改良版深蹲/ 宇佐見啓治著；林雯譯. -- 二版. -- 臺北市：漫遊者文化事業股份有限公司, 2023.12
128 面；14.8×21 公分
譯自：血糖値がみるみる下がる！7 秒スクワット：1 回7 秒薬に頼らずヘモグロビンA1c が下がる！
ISBN 978-986-489-876-3(平裝)
1.CST: 糖尿病 2.CST: 健身運動
415.668　　112019286